HARLEY PASTERNAK   mit Ethan Boldt

SCHLANK UND FIT MIT FAKTOR 5

Die Erfolgsformel für Ihre Traumfigur

5 Wochen Training
5 Workouts pro Tag
5 Minuten pro Workout
5 Mahlzeiten pro Tag
5 Minuten Zubereitung
pro Mahlzeit

Impressum

Cover photography by Cory Sorensen

Die amerikanische Originalausgabe erschien unter dem Titel *5-Factor Fitness: The Diet and Fitness Secret of Hollywood's A-List*.

Projektleitung: Birgit Dauenhauer
Layout: Bettina Stickel
Umschlaggestaltung: Sabine Krohberger
Übersetzung: Kirsten Sonntag
Lektorat: Jutta Friedrich
Satz: Agentur MCP/Holzkirchen; Tatiana Fernandes
Herstellung: Melanie Wolter
Repro und Druck: Joh. Walch, Augsburg

ISBN 978-3-936994-80-3

Wichtiger Hinweis

Bibliografische Information der Deutschen Bibliothek: Die Deutsche Bibliothek verzeichnet diese Publikation in der Deutschen Nationalbibliothek; detaillierte bibliografische Daten sind im Internet über http://dnb.ddb.de abrufbar.

Für Fragen und Anregungen zum Buch:
harleypasternak@rivaverlag.de
www.harleypasternak.de

Fordern Sie unser Verlagsprogramm an:
vp@rivaverlag.de

riva Verlag
ein Imprint der FinanzBuch Verlag GmbH
Nymphenburger Straße 86
80636 München
Tel.: 089 651285-0
Fax: 089 652096
E-Mail: info@rivaverlag.de

www.rivaverlag.de

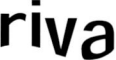

... meine Literaturagentin Andrea Barzvi, die immer an mich geglaubt hat

... David Klein für seine Freundschaft. Du bist ein Teil meines Erfolgs

... Halle Berry, die mir den Anstoß zu diesem Buch gab

... Ethan Boldt, der half, die Worte zu finden, und Marc Haeringer, der ihnen den Feinschliff gab

... Pam Silverstein, die meine Begeisterung weckte

... Nuno, Stacey, Will und Krishna, die die Stellung hielten

... meine engsten Freunde Michael, Jamie, David, Jodi, Pierre, Anne, Steve und James

... Don Carmody und Dr. Marvin Waxman für das »goldene Ticket«

... Dr. Roger Kelton und Dr. Ira Jacobs, die mich das Unterrichten lehrten

... meine kleinen Brüder Jesse und Bobby: Ihr seid vielleicht größer als ich, aber ich habe ein Buch geschrieben

... Lucy und Vi: Ihr seid in jedem meiner Gedanken

INHALT

*Für Mom und Dad, denen ich alles
verdanke, was ich habe und was ich bin*

Harley Pasternak sieht die Dinge von einer ganz anderen Seite und macht das, was er macht, mit Leidenschaft. Als logische Konsequenz seiner Ausbildung und seines Interesses an Gesundheit und Fitness hat er das 5-Faktor-Fitness-Programm entwickelt. Harley Pasternak wendet auf kreative Weise die grundsätzlichen Prinzipien von Ausgewogenheit, Vielfalt, Stressmodifizierung und minimalem Zeitaufwand auf die Bereiche körperliche Bewegung und Ernährung an und zeigt mit seinem 5-Faktor-Fitness-Programm einen Erfolg versprechenden Weg zu körperlicher Fitness auf. Sein Programm ist innovativ, eignet sich für alle Altersgruppen und lässt sich mit jedem Lebensstil vereinbaren. Es birgt keine gesundheitlichen Risiken und wirkt nachhaltig. Zudem lässt Pasternak ausdrücklich eigene Erfahrungen zu, die in so vielen anderen Programmen abgelehnt werden. Seine Erklärungen ebenso wie die Grundprinzipien der verschiedenen Übungen und Essenspläne sind leicht verständlich und gut umsetzbar. Indem er die Trainingseinheiten mit visuellen Bildern verknüpft und bei seinen Ernährungsinformationen eine leicht nachvollziehbare Hausbau-Analogie verwendet, macht er seine Erkenntnisse jedem einzelnen Leser zugänglich – und zwar ganz unabhängig von dessen Wissens- oder Erfahrungsstand.

5-Faktor-Fitness ist ein gut durchdachtes, sinnvolles und hilfreiches Programm, das jedermann mühelos in sein tägliches Leben integrieren kann und das klaren gesundheitlichen Nutzen bringt.

Roger Kelton, Ph. D.,
Vorsitzender der School of Kinesiology and Health Science,
York University of Toronto, Kanada

Bei einem kurzen Zwischenstopp neulich auf dem Chicagoer O'Hare Airport kaufte ich an einem Kiosk eine Zeitung. Hinter mir in der Schlange standen zwei Frauen – die eine Anfang Zwanzig, die andere Mitte Vierzig. Sie blätterten in einer Zeitschrift und kommentierten ein Bild von Halle Berry, das die Schauspielerin in ihrem hautengen Catwoman-Suit zeigte. »Wie schafft sie es nur, so auszusehen? Was macht sie bloß?« – »Sicher hungert sie sich fast zu Tode.« – »Oder sie trainiert täglich drei Stunden.« Ich konnte nicht anders als mich umzudrehen und den beiden zu versichern: »Nein, sie hungert nicht. Sie nimmt täglich fünf Mahlzeiten zu sich und trainiert nicht länger als 25 Minuten am Tag.« Die beiden Frauen konnten es nicht glauben. »Woher wollen Sie das wissen?« – »Weil ich ihr Trainer bin«, erwiderte ich.

Im Flugzeug dachte ich über die Reaktion der beiden Frauen nach. Sie hatten mich mit Fragen wie »Was isst sie? Na ja, kein Wunder, wenn man einen Koch einstellen kann ...« bombardiert. Nachdem ich vehement widersprochen und erklärt hatte, dass Halle Berry ausschließlich Mahlzeiten zu sich nimmt, die ganz einfach und schnell zuzubereiten sind, bemerkte ich, dass sich inzwischen eine größere Gruppe um mich versammelt hatte, die mir aufmerksam zuhörte. Ich erklärte ihnen, dass jeder von uns einen solchen Körper bekommen kann. Alles, was Sie brauchen, sind täglich 25 Minuten Zeit.

Also: Was haben Halle Berry, Benjamin Bratt, Orlando Bloom, der Profi-Basketballer Rick Fox und Rapperin Eve gemeinsam – außer ihrem Bekanntheitsgrad? Sie arbeiten mit dem 5-Faktor-Fitness-Programm. Sie alle erscheinen regelmäßig in den einschlägigen Listen von »Hollywoods Traumkörpern«. Halle Berry erhielt von Reuters sogar die Auszeichnung »Best Body in the World«. Und was, wenn ich Ihnen jetzt erzähle, dass all diese Persönlichkeiten täglich nur 25 Minuten trainieren, an fünf Tagen in der Woche? Was, wenn ich Ihnen erzähle, dass sie täglich fünf Mahlzeiten zu sich nehmen, die jeweils in fünf Minuten zubereitet sind? Genau das ist der 5-Faktor.

Sie halten einen Plan in den Händen, der funktioniert – und der sich grundsätzlich von den Methoden unterscheidet, von denen Sie schon gehört oder die Sie vielleicht bereits ausprobiert haben. Der Trainingsteil von 5-Faktor beansprucht sehr wenig Zeit, ist aber äußerst wirksam. Die Ernährung ist unkompliziert, sättigend, flexibel und entfernt Sie nicht von Ihrer Familie und Ihren Freunden.

Der 5-Faktor funktioniert bei Ihnen ebenso gut wie bei meinen prominenten Kunden und bei mir selbst. Warum? Weil Ihre Physiologie sich nicht von der anderer oder von meiner unterscheidet. Der menschliche Körper funktioniert tatsächlich ohne große Abweichungen bei allen gleich; wir reagieren alle ähnlich auf dasselbe Training. Der Nutzen des 5-Faktor-Fitness-Programms ist deutlich sichtbar – ganz gleich, wer Sie sind.

Auch wenn ich nicht körperlich anwesend bin, werde ich Sie Schritt für Schritt anleiten. Wenn Sie dieses Buch gelesen haben, verfügen Sie über dasselbe Wissen wie meine Kunden. Und dann besitzen auch Sie das notwendige Handwerkszeug, um einen straffen, schlanken, fitten und leistungsfähigen Traumkörper zu bekommen.

Harley Pasternak, Master of Science

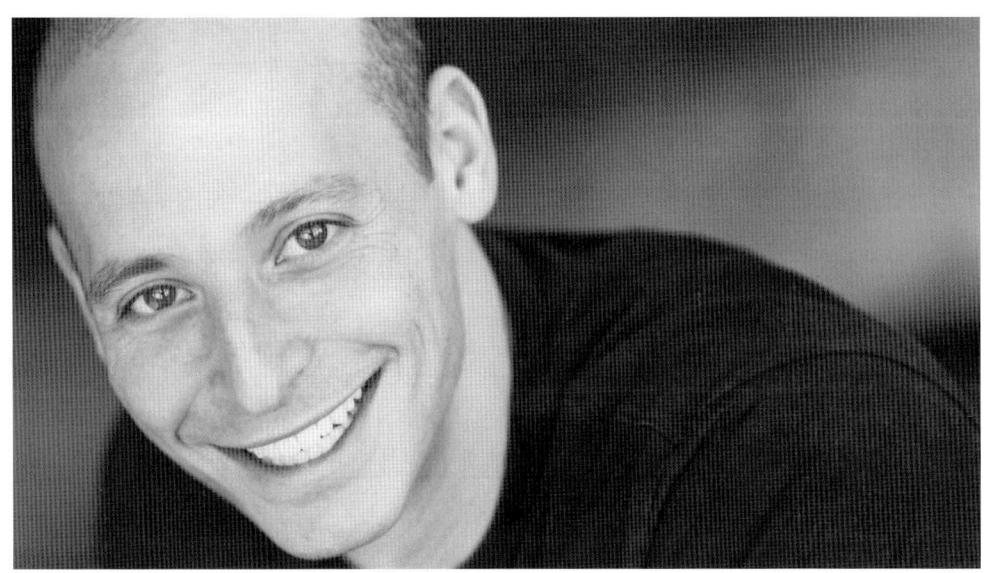

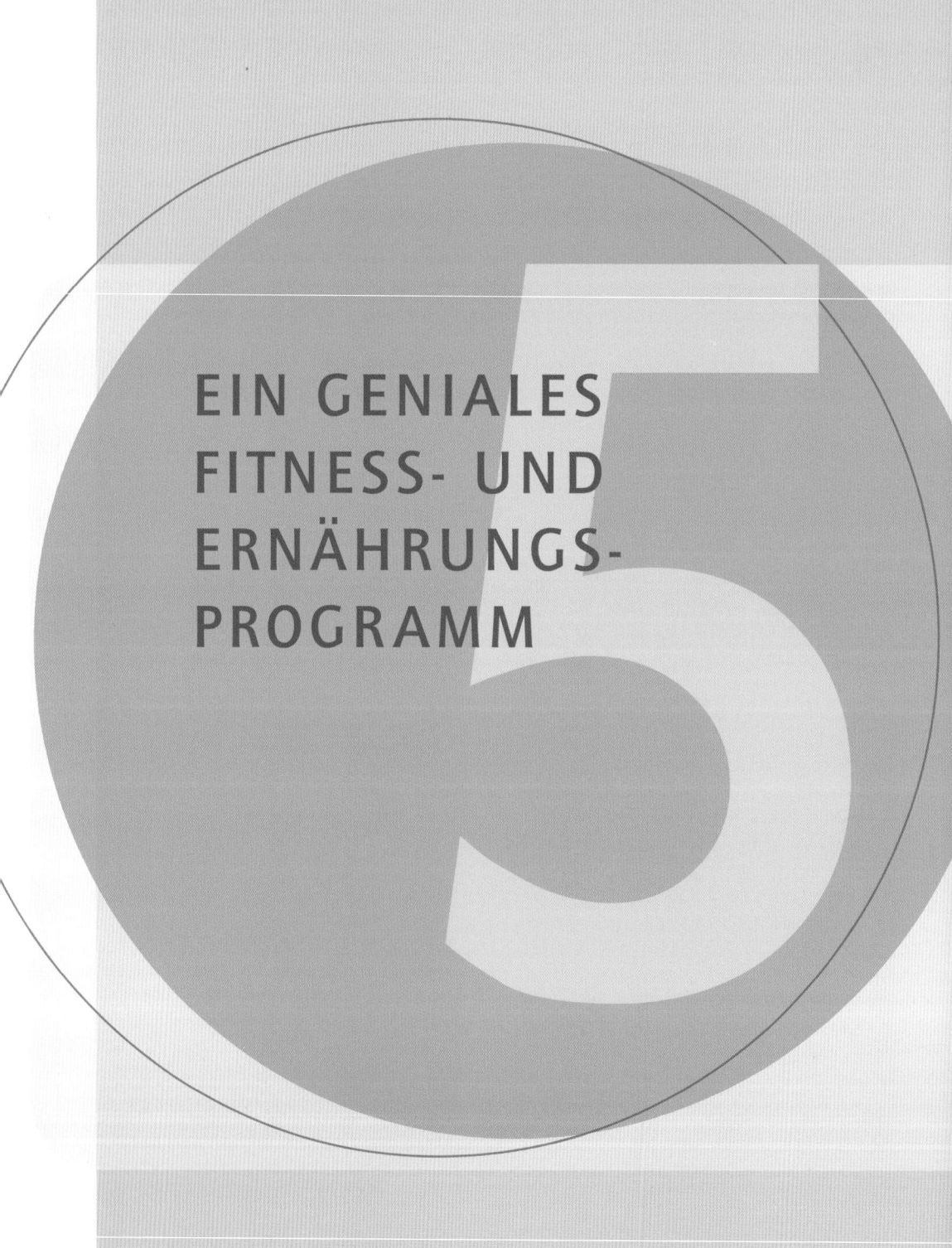

EIN GENIALES FITNESS- UND ERNÄHRUNGS- PROGRAMM

Der Plan

Fünf einfache Schritte zum Traumkörper – mit weniger Training und mehr Mahlzeiten

Ich arbeite mit Menschen zusammen, deren Lebensgrundlage und Einkommen eng mit ihrer körperlichen Attraktivität verbunden sind. Ihr Aussehen ist ihre Visitenkarte. Das gilt auch für mich: Ich wäre als Fitnesstrainer nicht sehr gefragt, wenn ich nicht superfit aussehen würde.

Geld und beruflicher Erfolg sind starke Motivationsfaktoren, aber nicht die einzigen. Wir wollen noch mehr schöne Dinge im Leben: Liebe (ein enorme Motivation), Anerkennung, Status, Gesundheit, grenzenlose körperliche Energie, Stärke – und die Befriedigung, besondere Herausforderungen zu meistern.

Ganz gleich, welche Motivation hinter Ihrem Ernährungs- und Trainingswandel steht – ich bin sicher, dass Sie die Veränderung effizient, erfolgreich und ohne allzu große Opfer vollziehen wollen. Deshalb freue ich mich, Ihnen das 5-Faktor-Fitness-Programm vorzustellen. Denn dies ist der Plan, der Hollywoods A-Liste seit Jahren in Form hält.

Im Folgenden erkläre ich Ihnen ganz genau, was Sie im Laufe der kommenden fünf Wochen für Ihren Traumkörper machen müssen. Ich garantiere Ihnen, es gibt keine verborgenen Geheimnisse. Mit exakt diesem Programm bleiben einige der bekanntesten Hollywoodstars in Form und machen das Beste aus ihrem Körper und ihrem Aussehen. Und das müssen Sie dafür tun:

➡ Nehmen Sie täglich fünf Mahlzeiten zu sich, die Ihren Stoffwechsel in Gang halten und das Körperfett reduzieren.

➡ Beachten Sie bei jeder Mahlzeit folgende fünf Punkte:

1. Nehmen Sie fettarme Proteinvarianten zu sich.
2. Nehmen Sie Kohlenhydrate mit niedrigem bis mittlerem glykämischem Index zu sich.
3. Nehmen Sie viele Ballaststoffe zu sich.
4. Nehmen Sie gesunde Fette zu sich.
5. Nehmen Sie nur zuckerfreie Getränke zu sich.

Auf diese Weise stillen Sie Ihren Hunger, ernähren sich ausgewogen und halten Ihren Blutzuckerspiegel stabil. Das heißt, Sie vermeiden Insulin überschüsse und die darauf folgenden Fetteinlagerungen. Diese Kriterien erlauben es Ihnen, »normale« Nahrungsmittel in »normalen« Mengen zu essen und dabei auf gesunde, gewebeschonende Weise deutlich abzunehmen.

➡ Nehmen Sie sich fünf Minuten Zeit für die Zubereitung jeder Mahlzeit, die nicht mehr als fünf gängige Zutaten erfordert.

➡ Trainieren Sie fünf Wochen lang an fünf Tagen pro Woche jeweils 25 Minuten. Auf diese Weise bauen Sie nicht nur Fett ab und Muskelmasse auf, sondern Sie steigern Ihre Leistungsfähigkeit in wesentlich kürzerer Zeit als bei allen anderen angebotenen Programmen.

➡ Genießen Sie Ihren wöchentlichen Mogeltag. Ja, Sie haben richtig gelesen. Einmal pro Woche dürfen Sie Ihren kulinarischen Gelüsten nachgeben und essen, was Sie wollen.

Das ist alles. Dies ist das einfache Programm, das schon bei unzähligen Menschen funktioniert hat – ohne Kohlenhydratezählen, ohne Kalorienjongliererei, ohne grammweises Abwiegen der Lebensmittel, ohne langwierige oder komplizierte Trainingseinheiten, ohne großen Zeitaufwand. Hollywood-Insider machen das schon seit Jahren so. Jeder kann wie ein Star aussehen. Zugegeben: Vielleicht nicht wie ein bestimmter Star, aber zweifellos können auch Sie so aussehen, als wä-

ren Sie ein Schauspieler. Sie halten dieses Buch in den Händen – Sie haben also ein klares Interesse. Aber bitte belassen Sie es nicht bei diesem Interesse, sondern machen Sie Ihre Wünsche wahr. Das Erfolgsgefühl, das Sie dann empfinden werden, ist hundert Mal größer als die Zweifel, die Sie jetzt vielleicht spüren, wenn Sie sich fragen, ob Sie es schaffen werden. Sie können es schaffen – und Sie werden es schaffen!

Der 5-Faktor-Unterschied
Warum es bisher schiefgegangen ist

Warum bricht man eine Diät oder ein Fitnessprogramm ab? Einfach deshalb, weil die Entbehrungen und hohen Anforderungen des Programms den Nutzen übersteigen. Tatsache ist, dass die allermeisten Diäten von Vornherein zum Scheitern verurteilt sind. Und das ist kein Wunder, denn die meisten schränken das Leben stark ein: Entweder lassen sie nur so wenig Kalorien, Fett oder Kohlenhydrate pro Tag zu, dass es unmöglich ist, ein Restaurant zu besuchen, oder man hat permanent so schrecklichen Hunger, dass man sich nichts mehr herbeisehnt als das Ende der Diät und ein normales Leben.

Viele Diäten erfordern außerdem weitreichende Planungen und beinahe diplomatisches Geschick und man muss komplizierte Techniken und Regeln für die Zubereitung der Mahlzeiten beherrschen. Eine wochenlange Diät lässt sich also nur schwer durchhalten. Die

Abbruchraten sind enorm hoch. Es ist einfach schwierig, der Versuchung zu widerstehen, diesen beschwerlichen Zustand nicht doch zu beenden. Viele meiner Kunden haben zuvor die verschiedensten Fitness- und Diätprogramme ausprobiert. Manche hatten Erfolg damit, auch wenn sie das Training als »höllisch« und die Diät als »einzige Qual« empfunden haben. Das Ergebnis: Diese Pläne wurden bestenfalls kurzfristig eingehalten, aber schon gleich nach Abschluss der Dreharbeiten oder nach dem Ende der Spielsaison beendet. Auf der Suche nach einem besseren Programm stießen viele auf den 5-Faktor-Fitness-Plan.

Dieser Plan unterscheidet sich grundlegend von allen anderen Programmen: Sie reduzieren die Fettmasse, bauen Muskeln und damit eine schönere Körperform auf und steigern außerdem Ihre Energie und Leistungsstärke. Das 5-Faktor-Programm lässt sich mühelos in jeden – auch noch so hektischen – Alltag integrieren, denn das Training dauert nicht länger als 25 Minuten pro Tag, an nur fünf Tagen pro Woche. Sie müssen nicht einmal ins Fitnessstudio gehen und Sie brauchen auch keinen Trainer. Selbst der Ernährungsplan ist ganz einfach umzusetzen. Sie essen mehrmals am Tag – ohne Kalorien oder Kohlenhydrate zu zählen.

Es ist eine Tatsache: Wir leben in einer Überflussgesellschaft, in der es an einem mangelt: an Zeit. Hat der Gedanke, in Ihren ohnehin schon vollgepackten Tag noch ein bis zwei Stunden Training pressen zu müssen, Sie schon einmal davon abgehalten, etwas für Ihr Aussehen und Ihre Fitness zu tun? Hat Sie die Vorstellung, dass Sie Ihre Ernährung und die Ihrer Familie komplett umstellen müssten, schon einmal davon abgehalten abzunehmen? Der Gedanke daran, dass Sie stundenlang wegen ausgefallener Zutaten herumrennen müssten, um schließlich daraus in aufwendigen Prozeduren komplizierte Mahlzeiten zuzubereiten? Haben Sie sich schon einmal gegen gesündere Gerichte entschieden, weil Sie glaubten, die Zubereitung würde enorm viel Zeit kosten oder eine neue, möglicherweise extreme Ernährungsweise würde Sie von Familie und Freunden isolieren?

All das bleibt Ihnen mit dem 5-Faktor-Fitness-Plan garantiert erspart. Sie glauben mir nicht? Dann lesen Sie weiter und ich bin sicher, Sie werden überzeugt sein. Hier sind fünf Gründe, warum andere Programme nicht funktionieren, wohl aber der 5-Faktor-Plan:

→ Sie erfordern zu viel Zeit oder eine spezielle Ausstattung – während das 5-Faktor-Training nur 25 Minuten am Tag dauert und nicht mehr als eine Bank und Kurzhanteln erfordert.

→ Sie sind monoton – während das 5-Faktor-Training durch immer wieder veränderte Übungen, Sequenzen und Muskelkombinationen besonders abwechslungsreich bleibt.

→ Sie sind schwierig zu verstehen und durchzuführen – während die 5-Faktor-Übungen gut nachvollziehbar und leicht zu beherrschen sind.

→ Sie beruhen auf veralteten Prinzipien, nicht auf neuesten wissenschaftlichen Erkenntnissen – während sich die von mir ausgearbeitete 5-Faktor-Methode auf aktuellste Forschungsergebnisse stützt.

→ Sie fordern die Einhaltung langweiliger, restriktiver oder komplizierter Diäten – während die Faktor-5-Ernährung ausgesprochen einfach, ausgewogen und leicht umzusetzen ist, ganz gleich, wo Sie sich gerade aufhalten.

Warum der 5-Faktor-Plan funktioniert

»Ich bin zu beschäftigt und habe keine Zeit für das Training.« »Ich glaube nicht an diese Diätpläne; sie widersprechen sich doch alle.« »Ich bin nicht sportlich und ich will auch kein Athlet werden – Trainingsprogramme sind nichts für mich.«

Ich habe im Laufe der Zeit festgestellt, dass solche Aussagen getarnte Fragen sind. Die Fragen lauten: »Wie viel Zeit kostet mich das Training?« »Wie und was soll ich essen?« »Ist das Training nicht zu hart für mich?" »Werde ich es wirklich schaffen?«

Ja, Sie können es schaffen!

»Ich habe keine Zeit, um zu trainieren.« – 25 Minuten pro Tag kann jeder aufbringen.

»Ich will nicht ins Fitnessstudio gehen.« – Müssen Sie auch nicht!

»Ich habe nicht genug Platz, um zu trainieren.« – Alles, was Sie brauchen, sind eine Bank und Kurzhanteln.

»Ich habe keine Ahnung, wie man richtig trainiert« – Es gibt pro Workout nur drei Übungen.

»Ich möchte weder hungern noch seltsame Dinge essen« – Sie müssen nicht hungern (fünf Mahlzeiten pro Tag!), sondern ernähren sich ausgewogen und lassen keine Nahrungsmittelgruppe aus.

All diese Vorbehalte habe ich im Laufe vieler Jahre des Trainings, des Studiums und des Austauschs mit anderen sowie auch von meinen eigenen Kunden gehört. Vielleicht hegen Sie ja dieselben Befürchtungen. Ich glaube, dass diese Zweifel der Tatsache entspringen, dass Sie bislang mit einem Training keinen Erfolg hatten. Glücklicherweise sind Sie nun in guten Händen, denn der 5-Faktor-Plan ist das revolutionärste Fitnessprogramm, das es je gab.

Das ist eine starke Aussage, die auf wissenschaftlichen Tatsachen und eindeutigen Fakten beruht. Wenn Sie noch nie trainiert haben, dann haben Sie das große Glück, gleich mit diesem Plan zu beginnen. Haben Sie bereits Trainingserfahrung, werden Sie den 5-Faktor-Plan mit Sicherheit mehr schätzen als alle anderen Programme, die Sie bereits ausprobiert haben – denn mit modernsten Methoden werden Sie außergewöhnliche Ergebnisse erzielen. Von einem Fitnessplan wünschen wir uns alle dasselbe: sichtbare Effekte und zwar so schnell wie möglich. Wir erwarten Wirksamkeit. Mit anderen Worten: Ein Fitnessprogramm soll nicht nur den schnellen Erfolg bringen, sondern langfristige positive Veränderungen in unserem Körper bewirken, solange wir mit diesem Programm arbeiten. Dazu zählen Fettabbau, Muskelaufbau und mehr Energie.

Und wie sieht das Endergebnis aus? Wie wäre es mit fünf Pfund Gewichtsverlust (oft auch mehr) bei gleichzeitig veränderter Körperform in fünf Wochen? Vielleicht ist das schon Ihr Traumziel, wahrscheinlich aber erst der erste große Schritt zu dem Traumkörper, den Sie sich schon so lange wünschen.
Ich bin sehr zuversichtlich, dass das 5-Faktor-Fitness-Programm auch bei Ihnen wunderbar funktionieren wird, schließlich hat es bei all meinen Kunden exakt diese Ergebnisse geliefert.

Fünf große Vorteile des 5-Faktor-Plans

Wo ist der Nutzen, was sind die Vorteile? Es sind viele!
Hier fünf Beispiele, in welcher Form Sie belohnt werden.

1. Besseres Aussehen: Sie bekommen einen schlanken, gut proportionierten Körper.

2. Leistungssteigerung: Ob im Sport oder im täglichen Leben – Ihre Leistungsstärke wird sich deutlich verbessern.

3. Mehr Energie: Das perfekte Trainingslevel gibt Ihnen den ganzen Tag hindurch Energie.

4. Bessere Gesundheit: Dank modernster Ernährungs- und Trainingsmethoden werden Sie gesünder denn je sein.

5. Den ganzen Tag lang bessere Laune: Infolge der intensiven, schnellen Trainingseinheiten schüttet Ihr Körper »Wohlfühl«-Endorphine aus, während der Ernährungsplan den Blutzuckerspiegel auf einem moderaten Level hält – der »tote Punkt« am Nachmittag gehört der Vergangenheit an.

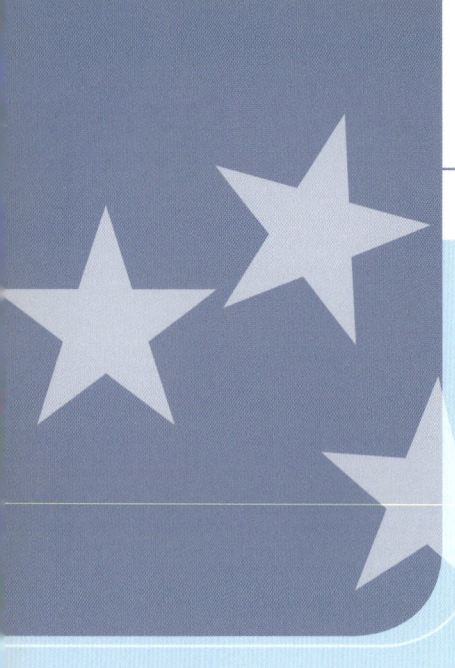

ERFOLGSGESCHICHTE

Halle Berry, 41, Schauspielerin

Eine meiner Lieblingskundinnen ist Halle Berry, die ich zum ersten Mal vor ihrem Film »Gothika« trainiert habe.

Rund um den Globus war sie für ihren fantastischen Körper bekannt – ganz zu schweigen von ihrem wunderschönen Gesicht. In ihrer Heimatstadt Los Angeles hat sie hart trainiert und auch Erfolge verbucht, doch bestimmte Trainingseinheiten hatten ihre Gelenke in Mitleidenschaft gezogen. Zu einigen schmerzhaften, langwierigen Verletzungen, die sie sich zum Teil schon als Kind durch exzessive Gymnastik zugezogen hatte, kam hinzu, dass ihr Körperbau nicht perfekt ausgewogen war. Einige dieser Probleme waren die Folge von falschem Training, andere ließen sich auf ein Übertraining zurückführen.

Nach unserer dritten gemeinsamen Sitzung war Halle so von meinem 5-Faktor-Plan begeistert, dass sie mich bat, mit nach Los Angeles zu kommen, um dort mit ihr für den Film »Catwoman« zu trainieren. Ich sagte zu.

Für »Catwoman« musste sie in erstklassiger körperlicher Verfassung sein. Wir wollten ihren Körper daher noch besser proportionieren, sie gleichzeitig vor Verletzungen bewahren und von Schmerzen befreien und ihr noch mehr Sexappeal verleihen. Zuerst verteilten wir einen Teil ihres Gewichts um, um ihren Oberkörper noch besser zu definieren. Sie hatte bereits einen flachen Bauch, aber wir machten ihn noch stärker und flacher, ohne dass er weniger sexy wirkte.

Wie viele andere Frauen hatte sie sehr kräftige Schenkelstrecker, doch sie waren überbeansprucht und machten sie anfällig für Knieprobleme und Verletzungen im unteren Rückenbereich. Also arbeiteten wir daran, die Rückseiten der Beine und ihr Gesäß ausgewogener und fester zu gestalten. Die wichtigsten Übungen waren für sie die Rumpfbeugen mit geraden Beinen für die hintere Oberschenkelmuskulatur und der Ausfallschritt mit Kurzhanteln für das Gesäß.

Auch das Cardio-Training war eine richtige Herausforderung, weil Halle, wie viele von uns, diese Übungen einfach hasst. Die längeren Cardio-Einheiten waren hart, aber sie dachte immer daran, dass sie ihren Körper für die anstehenden Dreharbeiten in Topform bringen wollte. Also dehnten wir die fünfte Phase des Workouts einige Wochen lang auf 30 Minuten aus. Also: 20 Minuten für die Phasen eins bis vier und zusätzlich 30 Minuten für die fünfte Phase, fünf Mal pro Woche – und es wirkte Wunder!

Als fünf Wochen später die Dreharbeiten begannen, war ihr Körper in perfekter Form. Erst dann fuhren wir die fünfte Phase auf die regulären fünf Minuten zurück.

Mit dem 5-Faktor-Plan entwickelt sich Halles Körper auch heute noch immer noch weiter. Obwohl wir die 25-minütige Trainingszeit fast nie überschreiten, wird ihr Körper immer stärker – zwei Jahre, nachdem sie sich auf das 5-Faktor-Abenteuer einließ.

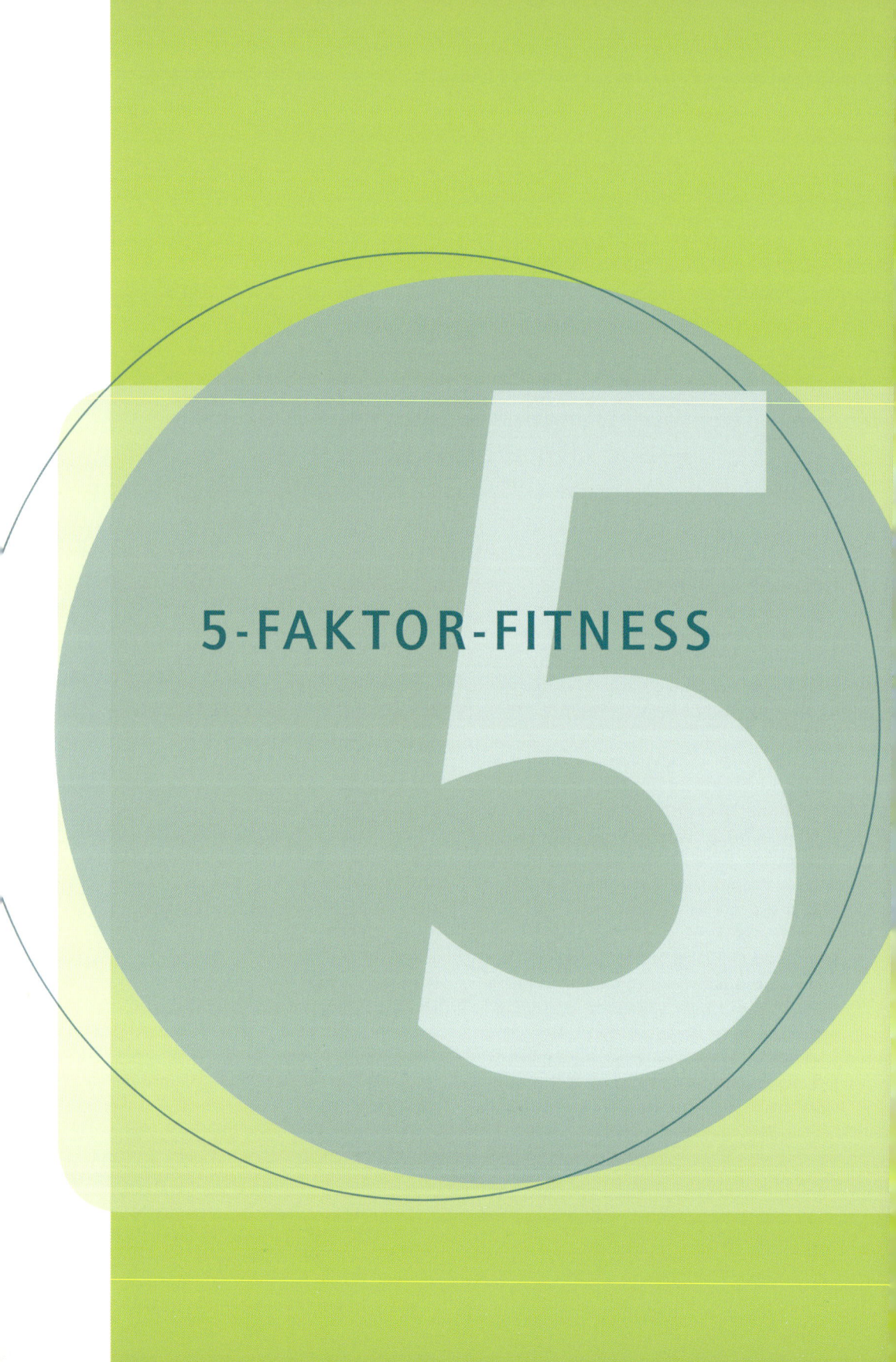

5-FAKTOR-FITNESS

Basis des 5-Faktor-Fitness-Plans

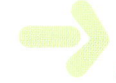

Das **5-Faktor-Workout** *ist das einzige Training, das Sie auch dann durchführen können,* **wenn Sie gesundheitlich angeschlagen sind** *oder eine Erkältung in sich aufsteigen fühlen. Untersuchungen haben ergeben,* **dass kurze, intensive Trainingseinheiten das Immunsystem unterstützen können,** *während längere Workouts es überfordern.*

Der 5-Faktor-Trainingsplan erfordert täglich nicht mehr als 25 Minuten, an fünf Tagen in der Woche. Jede Trainingseinheit besteht aus nur drei Übungen und zehn Minuten Cardio-Training. Das wird für die meisten eine tolle Nachricht sein, denn wer hält es schon für möglich, mit solch geringem Zeitaufwand derart sichtbare Veränderungen zu bewirken? Andere mögen erklären, dass dieses Workout gar nicht ausreichend sein kann, um einen deutlichen Gewichtsverlust und einen gezielten Muskelaufbau zu erreichen.

Ich möchte Ihnen diese Zweifel nehmen und zeigen, dass es tatsächlich funktioniert. Die folgenden Trainingseinheiten werden so wirksam sein wie kein anderes Workout, das Sie zuvor getestet haben. Sie haben noch keinerlei Erfahrungen mit solchen Trainingsprogrammen gemacht? Umso besser! Warum? Weil Sie mit 5-Faktor gleich ein Programm mit optimaler Effizienz – sowohl in puncto Zeitaufwand als auch in puncto Resultate – kennenlernen und erst gar keine frus-trierenden Erfahrungen machen müssen.

Die beeindruckenden Ergebnisse beruhen darauf, dass sich das 5-Faktor-Training der wirksamen Prinzipien von Abwechslung und Intensität bedient. Sie befürchten, das Trainingsprogramm entspricht nicht Ihrem aktuellen Fitnessstand und ist entweder zu anstrengend oder zu einfach? Aus diesem Grund habe ich zwei unterschiedliche Workouts erarbeitet: Level 1 und Level 2. Level 1 umfasst dabei eine einwöchige Vorbereitungsphase für alle, die noch keine Erfahrungen mit Workouts haben und/oder seit längerer Zeit nicht mehr trainiert haben.

Wie das 5-Faktor-Workout entstand

Schon als ich als Teenager in Kanada Eishockey spielte, begann ich mich für Fitness, Gesundheit und Ernährung zu interessieren. Ich trainierte mit Gewichten, um auf dem Eis schneller und stärker zu werden (ein großer Dank an meine Mutter, die mich damals ins Fitnessstudio mitnahm). Seitdem begleitet mich das Hanteltraining und es ist erstaunlich, welch enorme Auswirkungen es auf meinen Körper, meine Psyche und mein soziales Leben genommen hat.

Die Begeisterung hielt auch in den folgenden Jahren an, als ich als Amateur-Bodybuilder und Fitnesstrainer arbeitete und außerdem studierte. Immer stärker kam ich zu der Überzeugung, dass es eine optimale Kombination aus Training und Ernährung geben müsse – und genau diese Kombination wollte ich finden. Die Masse an Videos und Zeitschriftenartikeln zu diesen Themen belegte das enorme Interesse daran, doch die meisten Menschen konnten mit diesen Publikationen nichts anfangen. Mein Antrieb war die Gewissheit, dass es einen Schlüssel geben musste, mit dem sich das Fitness- und Ernährungsrätsel knacken ließ.

Ich wollte danach suchen und ihn finden.

Acht von meinen elf Berufsjahren als Trainer war ich auf der Suche nach der perfekten Formel – bis ich sie schließlich fand. Ich entdeckte sozusagen den heiligen Gral: eine absolut gefahrlose und effiziente Trainings- und Ernährungsmethode, die sich mühelos in die Praxis umsetzen lässt und nur einen sehr geringen Zeitaufwand erfordert.

Was bedeutet gefahrlos und effizient? Während meiner Studienzeit und der Jahre als Trainer fand ich heraus, dass es Dutzende unterschiedliche Wege gibt zu trainieren und sich zu ernähren – alle mit dem Ziel, Gewicht zu reduzieren und Muskeln aufzubauen: Krafttraining, intensive kardiovaskuläre Aktivitäten, verschiedene Sportarten, Yoga etc. Das Problem jedoch bestand darin, dass all diese Trainingsprogramme sehr zeitaufwendig sind und die Ergebnisse stark schwanken. Was ich hingegen suchte, war eine Methode, die nur sehr wenig Zeit in Anspruch nimmt, sich problemlos umsetzen lässt und schnell Resultate liefert.

Die Wissenschaft

Ich begann meine Suche nach der perfekten Formel an der Hochschule, an der ich damals die Möglichkeit bekam, an einem Forschungsprojekt des Defense and Civil Institute of Environmental Medicine teilzunehmen. Ich schloss mich einer Gruppe von Wissenschaftlern an, die die Auswirkungen von Nahrungsergänzungsmitteln auf die körperliche Leistung, zum Beispiel auf Kraft und Ausdauer erforschten.

Schon früh bildete sich das 5-Faktor-Prinzip heraus. Eine spezielle Studie, in der es um die Auswirkung von Nahrungsergänzungsmitteln auf Muskelkraft und Ausdauer ging, arbeitete mit Doppelblind-Labortests in Kombination mit Trainingsübungen. Nachdem die Testpersonen Kapseln (mit echten Wirkstoffen oder Placebos) eingenommen hatten, mussten sie zwei Übungen absolvieren, eine an einer Smith-Bankpresse, die andere an einer 45-Grad-Beinpresse. Die Übungen mussten ohne Pause direkt hintereinander dreimal bis zur Erschöpfung durchgeführt werden. Im Verlauf der Studie mit wöchentlicher Trainingseinheit war zu beobachten, dass die Testpersonen schnell stärker wurden. Sie bauten eine beachtliche Muskelmasse auf und wurden fitter. Das war umso erstaunlicher, da jede Trainingseinheit lediglich zehn Minuten umfasste. Wie konnte man mit einmal wöchentlich zehn Minuten Training einen solchen Effekt erzielen?

Als nächstes untersuchte ich die bulgarische Gewichtheber-Mannschaft, die sich auf Weltklasseniveau bewegte und Olympiasieger hervorbrachte, aber nur zehnminütige Trainingseinheiten absolvierte. Bulgarische Sportwissenschaftler hatten herausgefunden, dass während der kurzen, intensiven Workouts mehr Testosteron und Wachstumshormone gebildet wurden als während längerer, weniger intensiver Trainingseinheiten.

Anschließend studierte ich das von Profi-Bodybuilder Mike Mentzer entwickelte Trainingssystem. Mike Mentzer ist der einzige Teilnehmer eines Mr. Universum-Wettbewerbs, der jemals die Höchstpunktzahl erreichte, was bedeutet, dass er mit einer absolut und perfekt ausgewogenen Physiognomie antrat. Auch er war fest davon überzeugt, dass die Intensität einer Trainingseinheit weitaus wichtiger und entscheidender ist als die Dauer, um eine körperliche Veränderung zu erreichen.

Dann nahm ich die Forschungsarbeit des kanadischen Endokrinologen Hans Selye ins Visier. Selye hatte eine Theorie namens General Adaption Syndrome (GAS) entwickelt, die ihm den Nobelpreis einbrachte. Aufgrund dieser Theorie entdeckte ich, dass für die Erarbeitung eines absolut effizienten Workouts Variation, also Abwechslung, ebenso wichtig ist wie Intensität: Variation, was Wiederholungssequenzen und Übungssätze (jeder Satz besteht aus einer Anzahl von Wiederholungen) betrifft, aber auch die Schwere der Gewichte. Ein Beispiel: Setzt man seinen Körper immer derselben Belastung aus, reagiert er irgendwann nicht mehr darauf. Wenn Sie nach monatelanger Untätigkeit zehn Push-ups machen, haben Sie am nächsten Tag Muskelkater; wenn Sie aber täglich zehn Push-ups absolvieren und nicht mehr mit Muskelkater darauf reagieren, haben die Push-ups kaum noch einen positiven Effekt. Ihr Körper hat sich daran gewöhnt – und im Gegensatz zu Profi-Athleten, die ihren Körper an den harten Höchstleistungssport gewöhnen wollen und müssen, hat Ihr Training ein ganz anderes Ziel: Sie wollen Ihren Körper möglichst stark aus dem gewohnten Trott bringen.

Als ich diesen Ansatz im Licht meiner eigenen Arbeiten, insbesondere der militärischen Feldstudie, betrachtete, wurde mir klar, dass die Faktoren »Intensität und Variation« den größten Nutzen entfalten, wenn man sie mit kurzen, häufigen Workouts kombiniert.

Frauen wünschen sich oft die wunderschöne, wohlgeformte Silhouette einer Balletttänzerin oder die schmale Körperform eines Ruderers. Männer hingegen tendieren eher zu den athletischen, muskulösen Körperformen eines Sprinters. Was haben diese Sportarten gemeinsam? Sie alle arbeiten mit intensiven und oft wiederholten Bewegungen. Eine Balletttänzerin übt viele Male hintereinander den gleichen Sprung, der Sprinter absolviert seine Distanz mit 40 sehr intensiven Schritten und der Ruderer zieht sein Arbeitsgerät viele hundert Mal durchs Wasser. Doch wenn Sie Ballettstunden nehmen, in den Leichtathletik- oder Ruderverein eintreten, müssen Sie jede Woche einige Stunden mit Ihrem Sport zubringen – denn genau das machen diese Spitzensportler. Stattdessen bietet Ihnen das 5-Faktor-Trainingsprogramm ähnliche Ergebnisse – in einem Bruchteil der Zeit.

Durch die Variation der Wiederholungen und Sätze gerät der Körper nie in eine Routine, was bedeutet, dass die Muskeln immer wieder neu gefordert werden. Ihre Muskeln werden stärker und besser geformt, Ihre Hormone stimulieren Ihren Stoffwechsel stets aufs Neue, Ihre Knochen sind gegen Osteoporose gerüstet und Ihr Bindegewebe wird nicht überbelastet. Mit Programmen, deren Wiederholungen unter 15 bleiben und/oder die keine wöchentlichen Übungsvariationen vorsehen, werden Sie nie die Muskelmodellierung, den Kalorienverbrauch und das Energielevel erreichen, das Ihnen das 5-Faktor-Training bietet.

Alles, was Sie aufbringen müssen, sind 25 Minuten pro Tag, an fünf Tagen pro Woche. Ich habe das Trainingsprogramm sehr abwechslungsreich gestaltet, denn an einem bestimmten »Sättigungspunkt« verändert sich unser Körper nicht mehr (was übrigens ein wichtiger Überlebensmechanismus ist). Deshalb werden Sie jede Woche eine andere Anzahl von Wiederholungen absolvieren. Es ist gut, seinen Muskeln immer Neues abzuverlangen – nur so werden Sie Ihren Körper kontinuierlich formen und verbessern.

Die fünf Trainingsgrößen des 5-Faktor-Trainings

Einer der Hauptgründe, warum das 5-Faktor-Workout so fantastisch funktioniert, ist die Variation. Denn: In der Abwechslung liegt die Würze des Lebens. Abwechslung macht wach, schärft die Sinne – ganz gleich, ob es sich auf den täglichen Weg zur Arbeit, auf die Mahlzeiten oder den Sex bezieht. Das Gleiche gilt auch für das Workout, denn Ihr Körper reagiert schneller und nachhaltiger, wenn man ihn nach dem Variationsprinzip, dem Prinzip der Abwechslung, trainiert. Für uns bedeutet das: In jeder der fünf Wochen werden die fünf folgenden Trainingsgrößen verändert, um sicherzustellen, dass Ihr Körper nicht in einen Gewöhnungszustand gerät, sondern sich kontinuierlich verändert.

1. Art der Übung (Krafttraining, kardiovaskulär und Core Movements)
2. Wiederholungen
3. Sätze
4. Widerstandslevel
5. Ruheperioden

Die Zahl 5

Die Zahl 5 des 5-Faktor-Plans hat sich nicht zufällig ergeben. Sie ist ein wichtiges Element für das Funktionieren und den Erfolg dieses Programms. Nach umfangreichen Studien und weiteren Experimenten mit mir selbst und mit meinen Kunden habe ich herausgefunden, dass die fünf Phasen in jedem einzelnen Workout den optimalen Trainingsstimulus repräsentieren – und zwar sowohl für Anfänger wie auch für Fortgeschrittene: zuerst das Cardio-Warm-up, gefolgt von zwei Phasen Krafttraining zum Muskelaufbau sowie zur Stoffwechselstimulation, eine Phase, die sich auf die wichtige Körpermitte bezieht und eine abschließende Cardio-Phase, bei der zusätzlich Fett verbrannt wird und die den Körper nach dem Training wieder herunterfährt. Da sich dieses Training in fünf intensive Phasen gliedert, die sich auf unterschiedliche Bereiche konzentrieren, ist das 5-Faktor-Workout so verträglich. Sie werden sich nach jeder Trainingseinheit extrem fit und frisch fühlen. Für die Fettverbrennung auf hohem Niveau, für Muskelaufbau und Stoffwechselstimulation sind fünf kurze Workouts optimal. Mehr als fünf Einheiten könnten Sie möglicherweise in einen Zustand des Übertrainings versetzen; dabei würden die Muskeln überlastet.

Bei weniger als fünf Einheiten würde man unter Umständen keine deutlichen Ergebnisse sehen. Nach einem Krafttraining arbeitet Ihr Stoffwechsel noch bis zu 48 Stunden lang auf höheren Touren – und genau diesen Effekt sollte man so oft wie möglich nutzen. Außerdem habe ich die Erfahrung gemacht, dass Fünf-Wochen-Zyklen gut durchzuhalten und zudem ausgesprochen effektiv sind. Jeder Teilnehmer hat in diesen ersten fünf Wochen mindestens fünf Pfund Fett verloren – bei starkem Übergewicht oft sogar noch sehr viel mehr. Im Gegenzug haben alle Teilnehmer Muskelmasse aufgebaut.

Ausgewogenes Training

Der 5-Faktor-Plan wirkt sich in fast revolutionärer Weise auf Ihre Muskeln aus. Die meisten Trainingsprogramme unterteilen den Körper in unterschiedliche, zu trainierende Muskelgruppen; an jedem Tag ist eine andere Muskelgruppe an der Reihe. Andere Programme unterteilen den Körper in zwei Hälften: den Ober- und Unterkörper. Wieder andere Programme bearbeiten den ganzen Körper in einem einzigen Workout. All diese Programme weisen Probleme auf; sei es, dass sie unwirksam sind, nur über eine bestimmte Zeit funktionieren oder zu Übertraining führen – denn sie lassen drei wichtige Punkte außer Acht.

Erstens sollte die Zeitdauer, über die Sie einen bestimmten Muskel trainieren, in Proportion zu der Größe des Muskels stehen. Wie oft habe ich schon beobachtet, dass Männer 75 Prozent ihrer Trainingszeit damit verbracht haben, Brust und Bizeps zu formen, während diese Muskeln lediglich 20 Prozent der Muskelmasse des gesamten Körpers darstellen. Auch Frauen machen ähnliche Fehler. Sie verbringen die meiste Zeit mit dem Training des Gesäßes und der Oberschenkel, während sie den Rest ihres Körpers sträflich vernachlässigen. Auf diese Weise entstehen gefährliche Muskelungleichgewichte, die sich auch optisch negativ auswirken.

Zweitens ist Ausgewogenheit mehr als ein ästhetisches Anliegen. Durch übermäßiges Training bestimmter Körperpartien und die Vernachlässigung anderer Körperteile gefährdet man möglicherweise seine Körperhaltung und setzt sich einem erhöhten Verletzungsrisiko aus. Durch gleichmäßiges Training entgegengesetzter Körperpartien – wie beispielsweise der Oberschenkelrückseite und des Oberschenkelstreckers (Quadrizeps) oder dem hinteren Schulterbereich und der vorderen Schulterpartie sorgen Sie für eine ausgewogene Muskelentwicklung und Flexibilität; dadurch sinkt auch das Verletzungsrisiko.

Drittens muss man bei der Entscheidung, welche Muskelgruppen zusammen trainiert werden, unbedingt auch den psychologischen Faktor berücksichtigen. Unser Wunsch, eine bestimmte Muskelgruppe zu trainieren oder nicht zu trainieren beeinflusst automatisch die Intensität unseres Trainings. Allgemein gesagt: Kleinere Muskeln sind einfacher zu trainieren als größere Muskeln. So lässt sich erklären, warum viele Menschen nicht gerne ihre Beine trainieren. Diese große Muskelgruppe stellt mehr als die Hälfte unserer Muskelmasse dar; beim Beintraining wird viel Fett verbrannt und die Herzfrequenz steigt an. Andererseits sind unsere Arm- und Bauchmuskeln relativ kleine Muskelgruppen; bei ihrem Training werden nicht viele Kalorien verbrannt und es tritt auch keine große Erschöpfung ein. Das Ergebnis ist, dass viele Menschen gerne ihre Arme trainieren – denn das ist weniger anstrengend. Weniger Schweiß, weniger Schmerzen! Dann überspringt man doch lieber mal das Beintraining oder führt die Übungen schlampig aus.

Aus diesem Grund habe ich bei meinem 5-Faktor-Training ganz bewusst auf die so beliebte und verbreitete Unterteilung in Unter- und Oberkörper verzichtet. Bei mir werden die Beine ebenso trainiert wie der Torso. Ich möchte Sie nicht mit Trainingswissenschaften langweilen, sondern Ihnen klarmachen, wie wichtig gleichmäßiges Training ist. Jedes der fünf Workouts ist mit jedem Trainings- bzw. Fitnessstand machbar. Das 5-Faktor-Training widmet sich zweimal pro Woche den größeren Muskelgruppen (Brust, Rücken, Oberschenkelvorder- und -rückseite), während die kleineren Muskelgruppen (Bizeps, Trizeps und Schulter) einmal pro Woche an der Reihe sind. Der Grund dafür liegt auf der Hand: Mit dem Brust- und Rückentraining trainieren wir auch die Schulter- und Armmuskeln indirekt mit. So beziehen die Brustpresseübungen auch die Schultermuskeln und den Trizeps mit ein, während die Rückenübungen den Bizeps und die hintere Schulter mittrainieren. Da Schultern und Arme auch teilweise an den »Brust- und Rückentagen« trainiert werden, sollten sie meiner Meinung nach separat nicht öfter als einmal pro Woche gefordert werden – mehr würde ein Übertraining bedeuten.

Es ist hingegen ein guter Ansatz, die großen Muskelgruppen nicht nur einmal pro Woche, sondern zweimal wöchentlich zu trainieren. Warum? Erstens, weil diese Muskeln mehr an Masse zulegen als unsere kleineren Muskeln und mehr Arbeit erfordern. Zweitens, weil diese Muskelgruppen sprichwörtlich ein Großteil der Last tragen, wenn wir unseren Körper im tagtäglichen Leben bewegen – so gesehen ist ein solches Workout sehr funktional. Und drittens sind zum gezielten Training der großen Muskelgruppen oftmals zwei unterschiedliche Übungen notwendig, die bestimmte Teile dieser Muskeln erreichen.

Das Puzzle zusammensetzen (Intensität + Variation = 5-Faktor)

Die Prinzipien von Intensität und Variation sind entscheidend, wenn es um die Entwicklung eines optimalen Workouts geht – diese Erfahrung habe ich als Trainer sowohl während der täglichen Arbeit mit meinen Kunden gemacht als auch im Rahmen meiner wissenschaftlichen Arbeit. Und mehr noch: Es war an der Zeit, diese Prinzipien in ein präzises, gut durchdachtes Programm umzusetzen.

Mit »Intensität« meine ich nicht, dass täglich jeder Muskel Ihres Körpers trainiert werden muss. Denn das wäre weder besonders effektiv noch ein Programm, das im Alltag durchführbar ist – nicht einmal fünf Wochen lang, geschweige denn jahrein, jahraus. Mit »Variation« meine ich nicht, in einem Workout viele unterschiedliche Übungen zu präsentieren oder bei jedem Workout etwas anderes zu tun. Die gute Nachricht: Beim 5-Faktor-Training habe ich Ihnen die Denkarbeit bereits komplett abgenommen und stelle Ihnen auf die einfachste Weise wissenschaftlich fundierte Übungen vor.

Täglich zehn Minuten Krafttraining bringen Ihren Körper auf Trab

Der Nutzen von Krafttraining ist unumstritten enorm groß und dank des 5-Faktor-Plans können Sie es in täglich zehn Minuten durchführen.

1. Krafttraining kurbelt Ihren Stoffwechsel an und unterstützt die Fettverbrennung zwischen den Workouts. Untersuchungen haben ergeben, dass täglich zehn Minuten Gewichtetraining den Stoffwechsel noch 48 Stunden nach dem Krafttraining positiv beeinflussen – im Gegensatz zu gerade einmal 40 Minuten nach einem 30-minütigen Cardio-Training.

2. Krafttraining regt die körpereigene Ausschüttung der Hormone an, die für den Aufbau von Muskelmasse und die Verbrennung von gespeichertem Fett verantwortlich sind.

3. Krafttraining fördert die Knochendichte. Zahlreiche Studien haben belegt, dass man mit regelmäßigem Krafttraining Osteoporose vorbeugen kann.

4. Krafttraining schafft Muskelmasse. Neuere klinische Studien zeigen, dass man selbst in einem Alter jenseits der 90 mit Krafttraining noch Muskeln aufbauen kann.

5. Krafttraining schafft ein besseres Gleichgewichtsgefühl. Mit den in der 5-Faktor-Fitness benutzten Kurzhanteln verbessern Sie Ihr Gleichgewichtsgefühl; so sind Sie besser vor Verletzungen geschützt und verfügen bei allen Aktivitäten über eine verbesserte Koordination und größere Geschicklichkeit.

ERFOLGSGESCHICHTE

Carmen Ingelstein, 74,
Universitätsprofessorin

Carmen Ingelstein ist eine der erstaunlichsten Frauen, die ich jemals kennengelernt habe. Carmen hat zahlreiche Bücher veröffentlicht und Vorträge in mehr als 40 Ländern gehalten. Sie wurde von ihrer Psychiaterin zu mir geschickt. Carmen Ingelstein ist verwitwet, litt unter Depressionen, Übergewicht und Arthritis. Sie aß unregelmäßig und trieb so gut wie keinen Sport, weil sie irrtümlicherweise annahm, sie sei zu alt dafür.

Als sie mich das erste Mal in meinem Studio aufsuchte, schaffte sie es kaum die Treppe hinauf. Doch schon wenige Tage, nachdem sie mit dem 5-Faktor-Programm begonnen hatte, veränderte sich ihr Leben von Grund auf. Sie, die sich niemals mehr als unbedingt notwendig bewegt hatte, fuhr mit dem Fahrrad zu meinem Studio, trug ihre Einkäufe zu Fuß nach Hause, bestieg den Kilimandscharo und machte Fahrradtouren quer durch Europa. Antidepressiva brauchte sie bald nicht mehr und ihre Psychiaterin rief mich an, um mir mitzuteilen, dass sie ihre Patientin nie erstmals zuvor in einem besseren mentalen Zustand erlebt habe. Von allen meinen Kundinnen ist Carmen Ingelstein es, auf die ich am stolzesten bin.

Auf die Plätze ...

Was Sie vor dem Workout wissen müssen

Falls dies Ihre ersten Trainingseinheiten seit Langem oder generell sind, wird 5-Faktor Ihr Leben und Ihren Körper verändern. Durch die vielen Wiederholungen in der ersten Woche und die anschließende Reduzierung der Wiederholungen mit schwereren Gewichten in den folgenden Wochen bekommen Sie einen optimalen Einstieg. Auf diese Weise werden Ihre Muskeln, Sehnen, Bänder sowie die chemischen Abläufe in Ihrem Körper auf die anspruchsvolleren Workouts vorbereitet. Wenn Sie von einem anderen Workout auf den 5-Faktor-Plan umsteigen, bitte ich Sie, das vorige Training komplett zu streichen. Das 5-Faktor-Programm ist so umfassend, dass die Übernahme fremder Elemente aus anderen Programmen zu einem Übertraining führen würde. Das 5-Faktor-Training allein genügt, um Sie und Ihren Körper perfekt in Form zu bringen.

Das Workout optimieren

DIE BESTE TRAININGSZEIT

Vielleicht haben Sie selbst schon einmal diese Erfahrung gemacht – die optimale Zeit für das Workout ist am Morgen. Das morgendliche Training stellt die Weichen für einen erfolgreichen Tag und Sie müssen vor allem nicht tagsüber nach einem geeigneten Zeitpunkt suchen und dann nach einem anstrengenden Arbeitstag auch noch die nötige Energie aufbringen. Dadurch, dass das 5-Faktor-Training nicht länger als 25 Minuten in Anspruch nimmt, kann man es wunderbar am Morgen absolvieren.

Falls diese Zeit allerdings aus irgendwelchen Gründen für Sie ungünstig ist, integrieren Sie das Training in Ihre tägliche Routine – trainieren Sie zum Beispiel, nachdem Sie von der Arbeit nach Hause gekommen sind oder in der Mittagspause.

Der entscheidende Punkt ist: Jeder Zeitpunkt ist der richtige – vorausgesetzt, Sie besitzen dann noch natürliche Energien und müssen sich nicht zum Trainieren zwingen. Vielleicht passt es Ihnen ja auch mitten in der Nacht ...

DAS RICHTIGE EQUIPMENT

Dieser Punkt ist schnell und einfach abzuhaken. Alles, was Sie brauchen, sind Kurzhanteln und eine Bank – auch wenn Sie Mitglied in einem Fitnessstudio sind.

Lassen Sie sich beim Kauf des Equipments in einem Fachgeschäft beraten – Adressen finden Sie in den Gelben Seiten oder suchen Sie im Internet nach entsprechenden Angeboten.

Kurzhanteln und eine Bank kann man auch gebraucht kaufen. Kurzhanteln beispielsweise sind in der »All-in-one«-Variante erhältlich, bei der man die Gewichte von 5 bis 50 Pfund mühelos variieren kann. Wer weniger Geld ausgeben möchte, kann Kurzhanteln wählen, deren Gewicht sich einfach verändern lässt, indem man sie mit Wasser oder Sand füllt. Die kostengünstigste Lösung besteht darin, zwei Hantelstangen aus Metall oder Kunststoff zu kaufen, an die sich unterschiedlich schwere Gewichtsscheiben montieren lassen. Wenn Sie sechs Gewichte zu jeweils 2,5, 5 und 10 Pfund kaufen, können Sie 5, 10, 15, 20, 25, 30 und 35 Pfund stemmen.

Frauen sind für den Anfang mit zwei einzelnen Kurzhanteln zu je 3, 5, 8, 10 und 12 Pfund gut versorgt,
während Männer sich Gewichte von 10, 15, 20, 25
und 30 Pfund zulegen sollten. Falls Sie schwerere
Gewichte benötigen, kaufen Sie einfach die entsprechenden Ergänzungen nach – vielleicht als Belohnung
für die ersten Trainingserfolge.

Natürlich umfasst das Training auch eine Cardio-
Komponente, die Sie durch Power-Walking oder Jog-
gen an der frischen Luft absolvieren können, aber
auch durch Seilspringen zu Hause. Ideal ist natürlich
eine für den Hausgebrauch konzipierte Cardio-Maschi-
ne wie ein Crosstrainer, ein Laufband, ein Stepper, eine
Rudermaschine oder ein Fahrrad. Ich persönlich finde
Laufbänder sehr nützlich, da Laufen die natürlichste
Cardio-Aktivität ist; den meisten Menschen fällt das
Cardio-Training auf dem Laufband am leichtesten.
Doch im 5-Faktor-Plan nimmt das Cardio-Training täg-
lich lediglich fünf Minuten in Anspruch – die Art der
Cardio-Maschine ist also eher zweitrangig.

Fünf Gründe, warum Sie besser mit Kurzhanteln statt an Geräten trainieren

1. Kurzhanteln, Ihr eigener Körperwiderstand und eine Bank sind das beste, gezielteste Muskeltraining; außerdem werden die stabilisierenden Muskeln, die die anvisierte Muskelgruppe umgeben, gleich mittrainiert. Trainingsmaschinen bearbeiten entweder nur die Muskeln, die man versucht anzupeilen, oder aber die umgebenden Muskeln ausreichend.

2. Kurzhanteln passen zu jedem Menschen – ganz unabhängig von der Größe oder dem Alter, während Trainingsmaschinen für einen durchschnittlichen Körperstandard konzipiert sind.

3. Kurzhanteln ermöglichen es Ihren Gelenken und Muskeln, einem natürlichen Bewegungsablauf zu folgen, während Geräte Gelenke, Bänder, Sehnen und Muskeln in vorgegebene Bewegungsabläufe zwingen, die möglicherweise unnatürlich sind und in der Folge zu Gelenkproblemen (beispielsweise Knie, Hüfte, Schulter oder Ellenbogen) führen können. Außerdem wird die unmittelbare Umgebung des angepeilten Muskels beim Workout an Maschinen nicht mittrainiert.

4. Kurzhanteln ermöglichen Ihnen isolaterales, also einseitiges Training. Das bedeutet, dass Sie jede Körperhälfte separat trainieren und auf diese Weise Muskelungleichgewichte vermeiden können. Maschinen hingegen verschlimmern bereits vorhandene Kraftungleichgewichte wie beispielsweise unausgeglichene muskuläre Kraftverhältnisse der Beine, der Brust, des Rückens oder der Schultern, was ein häufig auftretendes Problem ist.

5. Mit Kurzhanteln haben Sie mindestens 250 unterschiedliche Übungen zur Auswahl, während Maschinen meistens auf eine Übung beschränkt sind. Manche Hometrainer, die unter anderem über Home-Shopping-TV vertrieben werden, bieten immerhin bis zu 20 Übungsmöglichkeiten. Aber sie sind und bleiben Maschinen und die Übungen sind, verglichen mit den individuellen Möglichkeiten, die Kurzhanteln bieten, einfach unzureichend.

DER ÜBUNGSRAUM

Wenn Sie das Workout zu Hause absolvieren, schaffen Sie sich dort eine Ecke, die keinerlei Ablenkungen bietet. Das kann das Schlafzimmer sein, die Garage oder ein Kellerraum. Vielleicht ist das ja der erste Schritt zu einem echten Fitnessraum.

MUSIK

Okay, Musik gehört nicht zur Sportausrüstung im engeren Sinn, kann Ihnen aber ganz schön Dampf machen. Mit Musik können Sie die Vorfreude aufs tägliche Workout ebenso wie die Intensität Ihres Trainings steigern. Ganz gleich, ob Beatles, Beyoncé oder Beethoven – suchen Sie sich die Musik aus, die Sie in Fahrt bringt. Normalerweise gilt: Je aggressiver, temporeicher und eingängiger der Sound ist, desto intensiver fällt das Workout aus.

DIE PASSENDEN GEWICHTE

Die Anzahl bzw. welche Gewichte Sie verwenden, richtet sich nach der Anzahl der Wiederholungen, aus denen ein einzelner Satz besteht. Das bedeutet: weniger Gewicht für mehr Wiederholungen und mehr Gewicht für weniger Wiederholungen. Wählen Sie ein Gewicht, das Ihnen erlaubt, die geforderten Wiederholungen gerade eben so zu schaffen – allerdings mit einer einwandfreien, sauberen Technik.

Wenn Sie jedoch laut Plan 20 Wiederholungen absolvieren müssten, den Satz mit diesem Gewicht aber nicht beenden können oder aber die Übung technisch nicht einwandfrei durchführen können, um die 20 Wiederholungen zu schaffen, reduzieren Sie das Gewicht. Wenn Sie umgekehrt das Gefühl haben, mit dem vorgesehenen Gewicht nicht voll ausgelastet zu sein und mehr als 20 Wiederholungen zustande gebracht hätten, steigern Sie beim nächsten Satz das Gewicht geringfügig. Nach dem ersten Satz Ihres ersten Workouts pro Körperteil werden Sie ein Gefühl dafür entwickeln, welche Gewichte die richtigen für die folgenden Sätze und Workouts sind.

Mein Tipp: Schreiben Sie sich auf, wie viel Gewicht Sie für welches Workout einsetzen. Auf Grundlage dieser Informationen können Sie in der folgenden Woche, wenn weniger Wiederholungen auf dem Plan stehen, die Gewichte entsprechend steigern.

Damit Sie eine ungefähre Vorstellung davon bekommen, wie viel Gewicht Sie in Ihrer ersten Trainingswoche bei hoher Wiederholungszahl verwenden sollten, schlage ich vor, die Gewichte zwischen 3 und höchstens 20 Pfund zu wählen. Sie können beim folgenden Satz das Gewicht immer noch steigern. Nicht übertreiben! Denken Sie daran: Entweder absolvieren Sie mehr Wiederholungen oder mehr Sätze als die gewohnte Anzahl. Aber treiben Sie das Gewicht für einen allerletzten Satz nicht unvernünftig in die Höhe, bis Sie keinerlei Reserven mehr haben. Halten Sie die Ruhepausen ein und verwenden Sie die angemessenen Gewichte.

EXAKTE DURCHFÜHRUNG

Es ist sehr wichtig, die Übungen exakt durchzuführen – nicht nur, um mögliche Verletzungen vorzubeugen, sondern auch, damit die Übung ihre volle Wirkung entfalten kann. Folgen Sie deshalb den Übungsbeschreibungen und den Bildern sehr genau. Wenn Sie mit einem bestimmten Bewegungsablauf noch nicht vertraut sind, benutzen Sie zunächst, also während der Vorbereitungsphase, sehr leichte Gewichte, bis der Bewegungsablauf sitzt. Schummeln Sie nicht – es lohnt sich nicht, mit einer fehlerhaften Technik zu arbeiten, nur um die geforderten Wiederholungen zu schaffen. Ich amüsiere mich immer, wenn Leute mir erzählen, wie sie bei den Bizepsübungen schummeln, indem sie beispielsweise die Hebelwirkung oder die Schwungkraft nutzen, um einige zusätzliche Wiederholungen zu schaffen. Der einzige, den sie damit beschummeln, ist ihr Bizeps selbst.

ANGEFANGENES BEENDEN

Erschöpfung kann körperlich, aber ebenso oft auch mental bedingt sein. Die ersten Wochen sind besonders anstrengend und es kann gut sein, dass Sie sich körperlich erschöpft fühlen. Die Erschöpfung bezieht sich wahrscheinlich nicht einmal auf eine bestimmte Muskelgruppe, sondern hat Ihren ganzen Körper im Griff. Bei lokaler Erschöpfung können Sie sich bis zum Ende des Satzes durchbeißen, wenn Sie entsprechend motiviert sind.

Wenn die Motivation nicht zur Beendigung des Satzes ausreicht, legen Sie in der Mitte des Satzes eine Pause ein, schöpfen Kraft und führen dann den Satz zu Ende. Versuchen Sie, die angegebenen Sätze und Wiederholungen zu absolvieren – besser mit leichteren Gewichten als gar nicht. Denken Sie immer daran, dass das Krafttraining nur zehn Minuten dauert – und das schaffen Sie! Wenn es Ihnen allerdings schwindelig oder schwarz vor Augen wird, brechen Sie die Übung ab und ziehen Sie einen Arzt hinzu. Erst wenn der Arzt Ihnen grünes Licht gegeben hat, nehmen Sie das Training wieder auf.

Machen Sie sich klar, dass es ein großer Unterschied ist, sich einen Muskelkater oder aber eine Verletzung zuzuziehen. Sollten Sie sich verletzt haben und unter Schmerzen leiden, unterbrechen Sie das Training. Verspüren Sie einen leichten Schmerz, der sofort nach Beendigung des Trainings wieder verschwindet (was sehr viel häufiger vorkommt als ernsthafte Verletzungen, die eher selten und in fast allen Fällen vermeidbar sind), waren Ihre Muskeln einfach nur erschöpft.

ERFOLGSGESCHICHTE

Steve, 45, Produzent

Steve ist ein viel beschäftigter Filmproduzent aus Los Angeles. Da er immer zwei, drei Filme gleichzeitig produziert, hat er selten Zeit zum Trainieren. Außerdem hat er sich durch exzessives Laufen und unsachgemäßes Gewichtheben Knie und Schultern ruiniert und er litt unter zu hohem Blutdruck und starkem Übergewicht. Steve wog weit über hundert Kilogramm.

Mit dem 5-Faktor-Workout in Kombination mit der 5-Faktor-Ernährung reduzierte er sein Gewicht innerhalb von fünf Monaten auf 85 Kilo. Durch das Training besserten sich seine Knie- und Schulterprobleme deutlich und auch sein Blutdruck normalisierte sich. Und das vielleicht Erstaunlichste ist: Wir haben es tatsächlich geschafft, die Workout-Einheiten in seinen wirklich hektischen Tagesablauf zu integrieren – weil sie nicht mehr als 25 Minuten in Anspruch nehmen.

Der Fünf-Wochen-Plan

Erste und zweite Woche: Das Fundament legen

In den ersten beiden Wochen konzentrieren Sie sich auf viele Wiederholungen mit relativ leichten Gewichten bei wenigen Sätzen von jeder Übung. Es ist wie beim Hausbau: Sie legen das Fundament, auf dem später alles ruht. Jetzt schaffen Sie die physiologischen Grundlagen für einen schlankeren, gesünderen Körper. All jenen, die noch nie oder seit Langem nicht mehr trainiert haben, empfehle ich, vor der ersten Trainingswoche die Vorbereitungswoche einzuschieben.

Meiner Erfahrung nach empfinden viele Menschen viele Wiederholungen als sehr anstrengend, weil sie es nicht gewohnt sind. Vor allem Männer haben mit einer hohen Wiederholungszahl große Probleme – nicht, weil sie es nicht schaffen, sondern weil ihnen ihre Egos in die Quere kommen, die nach mehr Gewichten verlangen. Um die hohe Wiederholungsfrequenz zu absolvieren und die Ruhepausen einhalten zu können, müssen Sie jedoch mit leichteren Gewichten arbeiten, als Sie es vielleicht von Ihrem üblichen Training gewohnt sind. Glauben Sie mir, wenn ich Ihnen sage, dass es niemanden, wirklich niemanden interessiert, welches Gewicht Sie stemmen – es sei denn, Sie sind ein Profi-Athlet. Sie werden erstaunt darüber sein, wie viel hier weniger letztlich bringt.

Aufgrund der zahlreichen Wiederholungen pro Satz werden Sie eine Art allgemeine Erschöpfung verspüren, die sich nicht auf eine bestimmte Muskelgruppe bezieht, sondern in Ihrem ganzen Körper zu finden ist. Die hohe Wiederholungsfrequenz wird Ihren Herzschlag beschleunigen und die Kalorienverbrennung antreiben. Im Gegensatz zu lokaler Erschöpfung, die sich auf die Ermüdung einer bestimmten, durch das Training angesprochenen Muskelgruppe bezieht und unter Umständen zu einer Beendigung des Workouts führen kann.

Dritte und vierte Woche: Den Rohbau errichten

Das Fundament ist gelegt. Mit den ersten zehn Workouts haben Sie sich eine saubere Technik und eine solide Fitnessbasis erarbeitet. Wir können jetzt also einen Zahn zulegen. Nun muss der Rohbau unseres Hauses errichtet werden. Dazu reduzieren wir die Anzahl der Wiederholungen, legen aber deutlich mehr Gewichte auf und absolvieren von jeder Übung einen zusätzlichen Satz. Nun werden Sie möglicherweise verstärkt lokale Erschöpfung verspüren, also die Ermüdung bestimmter Muskeln oder Muskelgruppen.

Im Gegensatz zum ersten Trainingsstadium ermüden nun die Muskel, bevor der Körper unter allgemeiner Erschöpfung leidet. Nach diesen Workouts kann es außerdem zu verstärktem Muskelkater kommen. Das braucht Sie aber nicht zu beunruhigen!

Fünfte Woche: Den Innenausbau meistern

Das dritte Stadium vergleiche ich gerne mit dem Innenausbau eines Hauses. Jetzt werden sozusagen die Wände verputzt und gestrichen. Mit nur noch zehn Wiederholungen pro Satz – dafür aber zwei Sätzen mehr als in den ersten beiden Wochen – müssen Sie einen größeren Widerstand überwinden als in den vorrangegangenen Wochen.

Sie sind nun in der höchsten Trainingsstufe. Sie haben bereits viele Wiederholungen mit geringem Gewicht und mittlere Wiederholungszahlen mit mittlerem Gewicht absolviert. Jetzt stellen Sie sich der Herausforderung, mit höherem Gewicht mehr Sätze zu trainieren. Nach vier Wochen konsequentem 5-Fitness-Training wird es Ihnen leicht fallen.

Das 25-Minuten-Workout

Das Workout besteht aus fünf Phasen, die jeweils rund fünf Minuten in Anspruch nehmen. Wenn Sie möchten, können Sie in der letzten Phase, beim Cardio-Teil, auch länger als fünf Minuten trainieren.

Führen Sie das Workout an fünf Tagen pro Woche durch: montags, dienstags, donnerstags, freitags und samstags. Sie werden auf den folgenden Seiten feststellen, dass es sich um ein präzise geplantes Workout-Programm handelt; an jedem Trainingstag werden ein anderes Krafttraining sowie Übungen für den Rumpfbereich absolviert. Also: Folgen Sie dem Programm, so wie ich es für Sie konzipiert habe. Mittwochs und sonntags haben Sie frei – aber Sie können an einem dieser beiden Tage trotzdem den Cardio-Teil absolvieren. Das kann jede Art von kardiovaskulären Übungen mit einer Dauer von 15 bis 30 Minuten sein oder aber eine Ihrer Freizeitaktivitäten wie Schwimmen, Tennis oder Tanzen. Ich empfehle Ihnen jedoch, zumindest an einem dieser beiden Tage eine Ruhepause einzulegen, damit sich Ihr Körper ausreichend erholen kann. Denn nur, wenn Sie sich eine Erholungspause gönnen, sind

Sie fit für das weitere Training und haben auch wieder Lust dazu, mit voller Kraft weiterzutrainieren.

Machen Sie sich keine Sorgen darüber, dass Sie dieses Workout unter- oder überfordert – nichts davon wird der Fall sein. Zunächst absolvieren Sie die Phasen 1 und 5 (also die Cardio-Phasen) in Ihrem eigenen Tempo. Die Phasen 2 bis 4 habe ich so konzipiert, dass Ihnen zwei unterschiedliche Leistungsstufen zur Auswahl stehen, einschließlich einer Vorbereitungswoche für alle, die keine oder aber nur sehr wenig Trainingserfahrung haben.

Erste Phase: Minute 0.00 bis 4.59

CARDIO-WARM-UP

In dieser ersten Phase führen Sie fünf Minuten lang Cardio-Übungen durch, wobei Sie allmählich Tempo und/oder Widerstand steigern. Diese Phase ist aus drei Gründen sehr wichtig: Erstens dienen diese Warm-up-Übungen dazu, den Körper aufzuwärmen; Ihr Herz wird auf Touren kommen und mehr Blut durch Ihren Körper pumpen, wodurch sich Muskeln, Bänder, Sehnen und Gelenke erwärmen. Auf diese Weise können Sie Ihr Verletzungsrisiko deutlich senken. Mit einer gründlichen Aufwärmphase ist man besser gegen Verletzungen gerüstet als mit Dehnübungen.

Die Aufwärmphase sollten Sie mit mittlerer bis geringer Intensität beginnen. Nach wenigen Minuten steigern Sie die Intensität etwas, indem Sie sich schneller bewegen oder den Widerstand erhöhen. Deshalb eignen sich Laufen, Rudermaschine, Crosstrainer, Stepper, Laufband oder Fahrrad besonders gut zum Aufwärmen. Beim Laufband können Sie die Neigung erhöhen, bei den anderen Geräten den Widerstand. Der zweite Grund für die Aufwärmphase ist die Tatsache, dass Ihr Herz dadurch in den sogenannten Fettverbrennungsmodus versetzt wird: Die ideale Herzfrequenz zur Fettverbrennung liegt bei 65 bis 85 Prozent. Ihre Aufwärmaktivität sollte aus diesem Grund so anspruchsvoll sein, dass Sie am Ende Ihre angestrebte Zielfrequenz erreicht haben.

Mit der folgenden Formel errechnen Sie Ihre persönliche Zielfrequenz:

(220 – Alter) x (0,65 bis 0,85) =
Zielfrequenz (in Schlägen pro Minute)

Wie kontrolliert man die Herzfrequenz während des Trainings? Nein, Sie brauchen keinen Herzfrequenzmonitor! Legen Sie eine Uhr mit Sekundenzeiger oder eine Digitaluhr bereit und drücken Sie mit Zeige- und Mittelfinger leicht auf Ihre Halsschlagader oder Ihre Speichenschlagader. Die Halsschlagadern verlaufen an Ihrer Halsvorderseite zu beiden Seiten der Luftröhre; die Speichenschlagader befindet sich in Verlängerung des Daumens unmittelbar oberhalb Ihres Handgelenks.

Haben Sie eine dieser Schlagadern gefunden, zählen Sie die Schläge in zehn Sekunden. Diese Zahl multiplizieren Sie mit 6 und – voilà – haben Sie Ihre Herzfrequenz errechnet. Die folgende Tabelle zeigt Ihre optimale altersabhängige Herzfrequenz bei kardiovaskulärem Training:

Optimale altersabhängige Herzfrequenz	
Alter	Fettverbrennungszone (in Herzschlägen pro Minute)
20	130–170
25	127–166
30	124–162
35	120–157
40	117–153
45	114–149
50	111–145
55	107–140
60	104–136
65	101–132
70	98–128
75	94–123
80	91–119

Durch die Erhöhung der Herzfrequenz zu Beginn Ihres Workouts bleiben Sie auch während des folgenden Krafttrainings und der Rumpfübungen im Fettverbrennungsmodus.

Der dritte Grund für ein Cardio-Warm-up ist die mentale Vorbereitung auf das restliche Training. Das Aufwärmen dient sozusagen als »Puffer«, den Sie zwischen den alltäglichen Stress und das Workout schieben. Stellen Sie es sich wie die Vorspeise vor dem Hauptgang vor.

Lassen Sie die Aufwärmphase keinesfalls weg – welche Art von Aktivität Sie jedoch wählen, ist zweitrangig. Dennoch möchte ich Ihnen noch einige zusätzliche Tipps geben:

Vor einigen Jahren nahm ich an einer Konferenz in San Francisco teil. Ich lief zu Fuß 15 Blocks vom Hotel zum Konferenzcenter und zurück – und das mehrmals täglich. In San Francisco ist es bekanntlich ziemlich hügelig und diese Märsche waren effektiver und unterhaltsamer als jedes Cardio-Training. Nennen Sie es den »San-Francisco-Effekt«.

Seitdem betrachte ich das Bergauflaufen als die beste Cardio-Übung überhaupt – entweder unter freiem Himmel oder mit der entsprechenden Einstellung des Laufbands. Es entlastet nicht nur die Knie, sondern stärkt auch die Knierückseiten, die bei vielen Menschen ein wunder Punkt sind. Außerdem kommt durch die Geländeneigung mehr Spannung ins Gesäß, in die Oberschenkel, den hinteren Oberschenkelmuskel und die Waden als bei den meisten anderen Cardio-Übungen. Und da Laufen ja eine natürliche Bewegung ist, kostet uns diese »Übung« weniger Überwindung als andere Cardio-Varianten.

Aus ähnlichen Gründen sind zwei weitere Cardio-Übungen sehr empfehlenswert: Treppensteigen (auf einer echten Treppe in einem mehrstöckigen Gebäude, in einem Freiluftstadion oder auf einem Stepper) und Seilspringen.

Seilspringen ist die anstrengendste Cardio-Variante; dabei werden tatsächlich mehr Kalorien verbrannt als bei den meisten anderen Aktivitäten. Verglichen mit dem Joggen, das in Sachen Kalorienverbrennung den zweiten Platz einnimmt, ist das Seilspringen ein Low-Impact-Training, also eine gelenk- und rückenschonende Variante.

Andere gute Cardio-Trainingsmöglichkeiten sind der Crosstrainer, das Rad (feststehend, als Liegerad oder in der normalen Straßenversion), die Rudermaschine und die Langlaufmaschine (nicht gerade das naheliegendste Gerät, aber umso besser, wenn Sie eine haben!). Auch viele andere Sportarten bieten positive Cardio-Effekte, zum Beispiel Basketball, Fußball und auch Tennis.

Es wird oft empfohlen, bei jedem Workout eine andere Art von Cardio-Training zu absolvieren, da auf diese Weise die Fettverbrennung noch mehr angekurbelt wird und der Körper noch schneller in Form kommt – doch ich denke, dass diese Effekte einfach nur darauf zurückzuführen sind, dass man dadurch härter und über eine längere Dauer trainiert als bei seinen bevorzugten »Kuschel«-Cardio-Aktivitäten.

Argumente, die für Abwechslung sprechen, sind die Vermeidung wiederholter überlastungsbedingter Verletzungen sowie das Schaffen neuer »Eindrücke« sowohl für den Kopf als auch für den Körper. So steigt jemand, der gerne steppt, vielleicht mal aufs Rad oder jemand, der gerne rudert, probiert den Crosstrainer aus. Wer gerne draußen trainiert, kann auch öfter mal die Route verändern oder von den Laufschuhen auf Rollerblades oder Rad wechseln.

Das Joggen fehlt ganz bewusst auf meiner Liste und das hat mehrere Gründe. Mit jedem Schritt wird Ihr Körper mit seinem zweieinhalbfachen Gewicht belastet und das kann zu ernsten Fuß-, Fußgelenks-, Schienbein-, Knie-, Hüft- und Rückenproblemen führen. Bei Frauen wird trotz des besten Sport-BHs das Brustgewebe belastet und möglicherweise ausgedehnt. Mit jedem Schritt werden die Bänder, die das Brustgewebe halten, beansprucht. Außerdem haben Frauen eine breitere Hüfte als Männer, was beim Laufen Probleme verursachen kann; so kann es beispielsweise durch das Verhältnis von den Knien zur Hüfte leichter zu Knieproblemen kommen.

Wenn Sie gerne joggen und die hohe Kalorienverbrennung toll finden, sollten Sie Sprinttraining in Erwägung ziehen. Sprinten ist wesentlich besser als Joggen, denn die ganze Kraft ist nach vorne gerichtet anstatt in eine Auf-und-ab-Bewegung zu fließen. Egal, ob auf dem Laufband oder draußen auf Gras – ein Satz aus zehn Sprints ist ein schnelles, wirksames Training für Menschen, die nicht unter starkem Übergewicht leiden, sondern schon ganz gut in Form sind.

Wenn Sie noch sehr viel Gewicht mit sich herumschleppen, beginnen Sie mit der natürlichsten Bewegung der Welt: dem Laufen. Arbeiten Sie daran, Ihre Laufgeschwindigkeit auf mehr als sechs Stundenkilometer zu steigern und eventuell eine Steigung in Ihre Laufstrecke einzubauen. An der Steigung wird das Tempo natürlich nachlassen, aber die gesteigerte Intensität der Muskelbewegung macht das wieder wett.

Zweite und dritte Phase: Minute 5.00 bis 14.59

ZWEI WORKOUT-PHASEN

Diese beiden Workout-Phasen bestehen aus zwei Übungen, die sich auf unterschiedliche Muskelgruppen beziehen. Absolvieren Sie sie in der vorgegebenen Reihenfolge und schließen Sie die zweite Übung direkt an den letzten Satz der ersten Übung an – das nennt man einen Supersatz. Dann halten Sie die angegebene Pause ein, bis Sie den nächsten Supersatz in Angriff nehmen. Diese Sequenz führen Sie mit der vorgegebenen Anzahl von Supersätzen durch.

Sie unter- oder überschreiten die angegebene Anzahl von Wiederholungen? Das ist in Ordnung, solange Sie weitermachen, bis Sie eine Übung aus körperlicher Erschöpfung nicht vollständig und in technisch sauberer Form absolvieren können. Um aus jeder Übung den maximalen Nutzen zu ziehen und dabei verletzungsfrei zu bleiben, ist es sehr wichtig, dass Sie den Übungsbeschreibungen exakt folgen und die entsprechenden Bilder aufmerksam betrachten. Beachten Sie: In jeder Woche, in der die Anzahl der Wiederholungen reduziert wird, reduziert sich auch die Ruhezeit, während sich aber das Gewicht steigert. Auf diese Weise bleibt das Intensitätslevel konstant.

Bevor ich auf die einzelnen Übungen im Detail eingehe, hier noch ein Hinweis: Das 5-Faktor-Training ist ein Programm, das Sie nicht einfach nur antesten, sondern das Sie bis zum Ende durchführen sollten. Halten Sie die Ruhezeiten ein und absolvieren Sie die angegebene Anzahl von Wiederholungen! Aber wenn Sie trotzdem mal eine Extrapause brauchen oder nicht alle Wiederholungen schaffen, bestrafen Sie sich nicht selbst, indem Sie das Programm abbrechen. Atmen Sie ein paar Mal tief durch und treten Sie stärker als vorher zurück auf den Plan. Denken Sie immer daran: nur zwei Übungen, nur zehn Minuten. Sie schaffen es!

In diesen zehn Minuten sieht Ihre Trainingswoche folgendermaßen aus:

Supersätze: zwei direkt nacheinander absolvierte Übungen

Tag	Muskeln
Montag	Brust Quadrizeps
Dienstag	Rücken hinterer Oberschenkel
Mittwoch	frei
Donnerstag	Brust Quadrizeps/hinterer Oberschenkel
Freitag	Schultern Rücken
Samstag	Bizeps Trizeps
Sonntag	frei

Krafttraining: Level 1

Empfohlen für Personen, die wenig oder keine Erfahrung mit Krafttraining haben.

Vorbereitungswoche

2 Sätze mit je 15 Wiederholungen pro Übung, 90 Sekunden Pause nach jedem Supersatz (bestehend aus zwei direkt nacheinander absolvierten Übungen)

1. Woche

2 Sätze mit je 25 Wiederholungen pro Übung, 80 Sekunden Pause nach jedem Supersatz

2. Woche

3 Sätze mit je 20 Wiederholungen pro Übung, 70 Sekunden Pause nach jedem Supersatz

3. Woche

3 Sätze mit je 15 Wiederholungen pro Übung, 60 Sekunden Pause nach jedem Supersatz

4. Woche

4 Sätze mit je 12 Wiederholungen pro Übung, 50 Sekunden Pause nach jedem Supersatz

5. Woche

4 Sätze mit je 10 Wiederholungen pro Übung, 40 Sekunden Pause nach jedem Supersatz

Krafttraining: Level 2

Zum Aufbau der Übungen oder nach erfolgreichem Abschluss der fünf Wochen Level 1.

1. Woche

3 Sätze mit je 30 Wiederholungen pro Übung, 90 Sekunden Pause nach jedem Supersatz

2. Woche

3 Sätze mit je 25 Wiederholungen pro Übung, 70 Sekunden Pause nach jedem Supersatz

3. Woche

4 Sätze mit je 20 Wiederholungen pro Übung, 50 Sekunden Pause nach jedem Supersatz

4. Woche

4 Sätze mit je 15 Wiederholungen pro Übung, 40 Sekunden Pause nach jedem Supersatz

5. Woche

5 Sätze mit je 10 Wiederholungen pro Übung, 30 Sekunden Pause nach jedem Supersatz

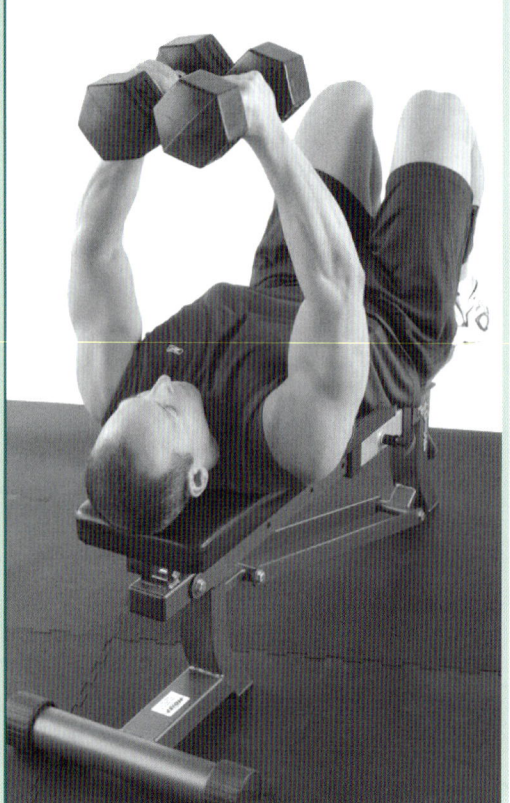

1. TAG: MONTAG

ÜBUNG 1

Brust: fliegende Bewegung mit Kurzhanteln

Legen Sie sich rücklings auf die Bank, stellen Sie die Füße möglichst eng an. Halten Sie die Kurzhanteln mit ausgestreckten Armen und leicht gebeugten Ellenbogen in Richtung Decke, die Handflächen zeigen zueinander. Dann die Kurzhanteln langsam nach außen und in Richtung Boden führen, dabei den Brustbereich weit öffnen und einatmen. Wenn Sie eine angenehme Dehnung in den äußeren Brustmuskeln spüren, ausatmen, und die Kurzhanteln wieder bis in die Senkrechte aufeinander zu bewegen.

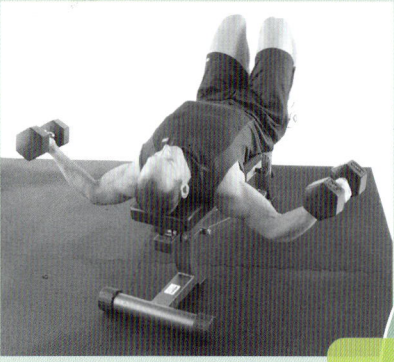

MENTALES BILD
Stellen Sie sich vor, Sie würden ein Fass umarmen.

42

ÜBUNG 2

Quadrizeps: Kniebeuge mit Kurzhanteln

Setzen Sie sich an das Ende der Bank, nehmen Sie in jede Hand eine Kurzhantel, dabei die Arme nach unten hängen lassen. Die Handflächen zeigen zueinander, Kopf hoch, Schultern zurück, die Füße sind schulterbreit geöffnet. Aufstehen, dabei ausatmen; wieder hinsetzen, dabei einatmen. Sobald Sie mit dem Gesäß die Bank berühren, bewegen Sie sich wieder nach oben.

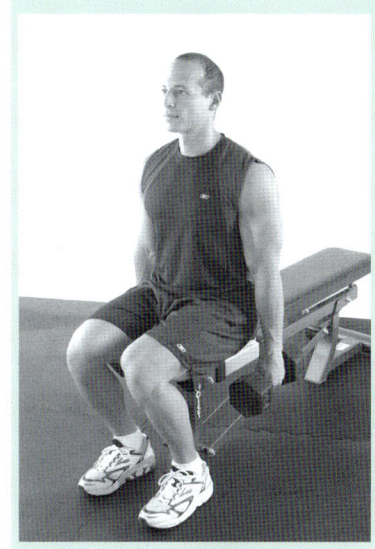

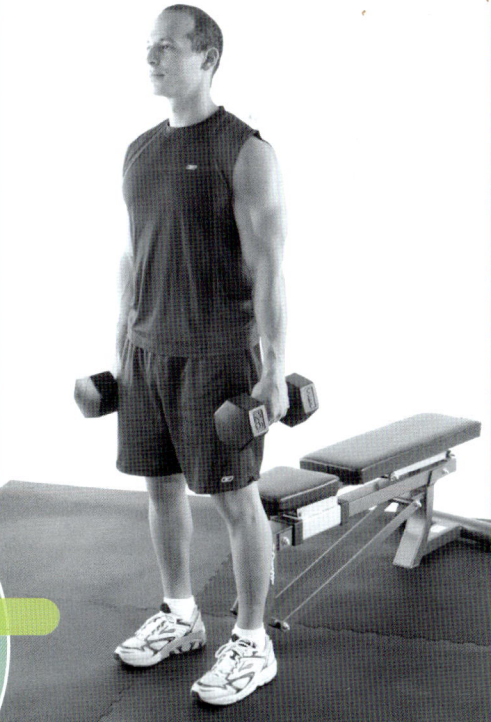

MENTALES BILD

Stellen Sie sich vor, die Bank hinter Ihnen sei ein Stuhl, beim Setzen kippen Sie die Hüfte leicht nach hinten.

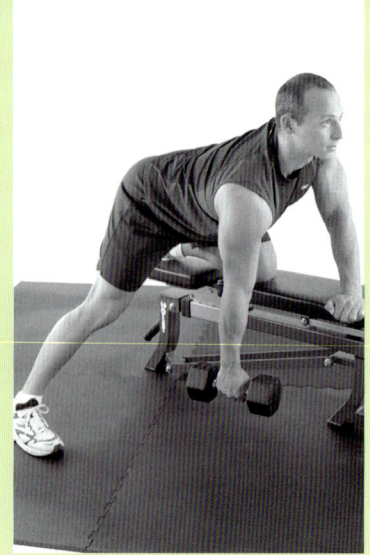

2. TAG: DIENSTAG

ÜBUNG 1

Rücken: einarmiges Rudern mit Kurzhantel

Beginnen Sie an der rechten Bankseite. Setzen Sie Ihr linkes Knie, Ihren linken Unterschenkel und die linke Hand an die Bankkante. Mit dem rechten Bein machen Sie einen Ausfallschritt nach hinten außen, der rechte Fuß ruht fest auf dem Boden und gibt Ihnen eine stabile Basis. Der Oberkörper ist nach vorne gestreckt, die Wirbelsäule verläuft parallel zum Boden. Die Kurzhantel liegt in Ihrer rechten Hand, der rechte Arm hängt in Richtung Boden, die Handfläche zeigt zur Bank. Dann den Ellenbogen an den Rippen entlang nach oben führen, so hoch wie möglich, dabei ausatmen. Anschließend den Ellenbogen zurück in die Ausgangsposition führen, dabei einatmen. Nach einem Satz die Seite wechseln.

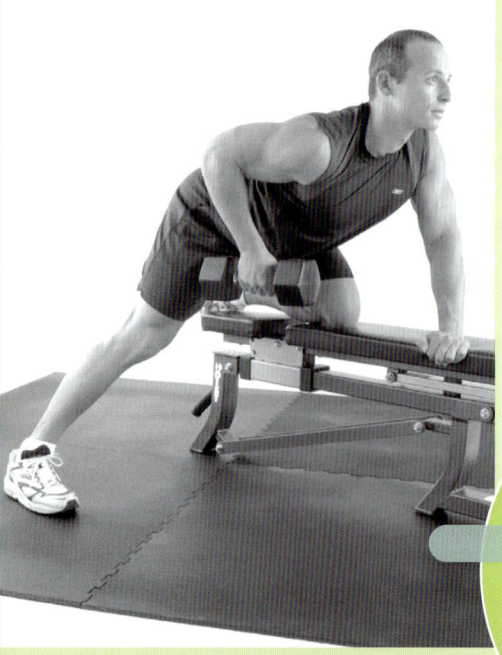

MENTALES BILD

Der Ellenbogen pumpt zunächst in Richtung Decke, um anschließend in den Boden zu stoßen.

ÜBUNG 2

Hinterer Oberschenkelmuskel: Rumpfbeuge mit geraden Beinen und Kurzhanteln

Die Füße sind schulterbreit geöffnet, die Knie leicht gebeugt. Nehmen Sie in jede Hand eine Kurzhantel, die Kurzhantel wird zwischen Vorderseite und der Seite des jeweiligen Oberschenkels platziert. Kopf aufrecht halten, die Schultern zurücknehmen. Dann die Hüfte nach hinten schieben, dabei einatmen. Das Gewicht ruht auf Ihren Fersen, der untere Rücken beschreibt einen Bogen, die Kurzhanteln werden seitlich von den Beinen nach unten geführt. Wenn die Hüfte am hintersten Punkt angekommen ist, ausatmen, und die Hüfte wieder nach vorne schieben; Ihr Oberkörper und die Kurzhanteln folgen automatisch dieser Bewegung.

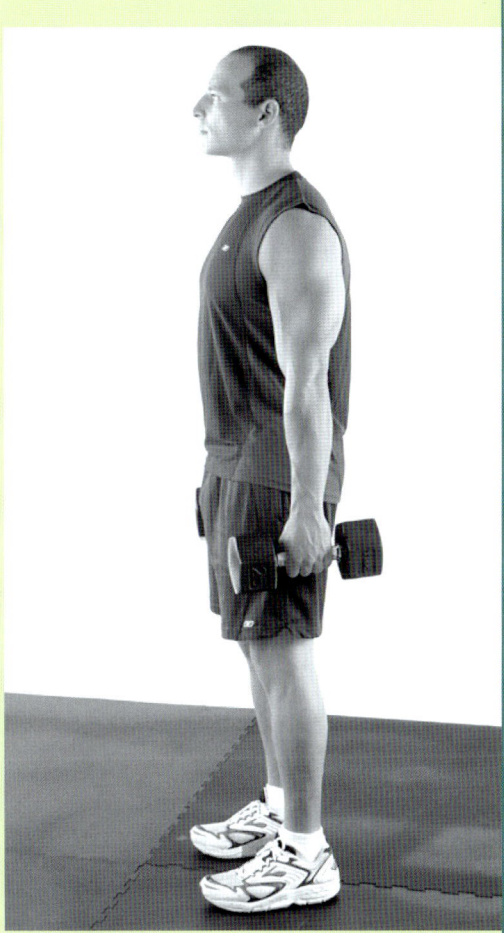

MENTALES BILD

Berühren Sie mit Ihrem Gesäß die Wand hinter sich.

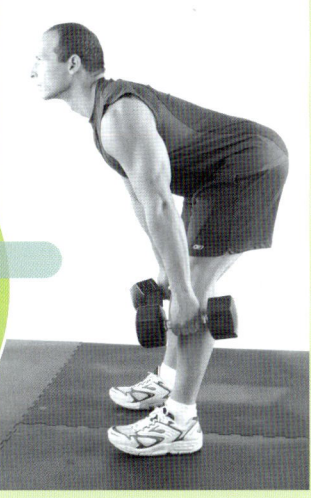

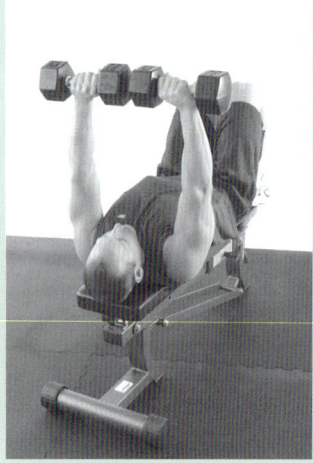

4. TAG: DONNERSTAG

ÜBUNG 1

Brust: Brustpresse mit Kurzhanteln

Legen Sie sich rücklings auf die Bank, die Füße anstellen. Nehmen Sie in jede Hand eine Kurzhantel und strecken Sie die Arme senkrecht nach oben zur Decke, die Handflächen zeigen nach vorne. Die Arme langsam auseinanderziehen, indem Sie die Ellenbogen leicht beugen und in Richtung Boden führen, dabei einatmen. Wenn Sie in der Brust eine Dehnung spüren und Ihre Hände fast auf Brusthöhe sind, ausatmen, und die Hanteln wieder zueinander und nach oben in die senkrechte Position drücken.

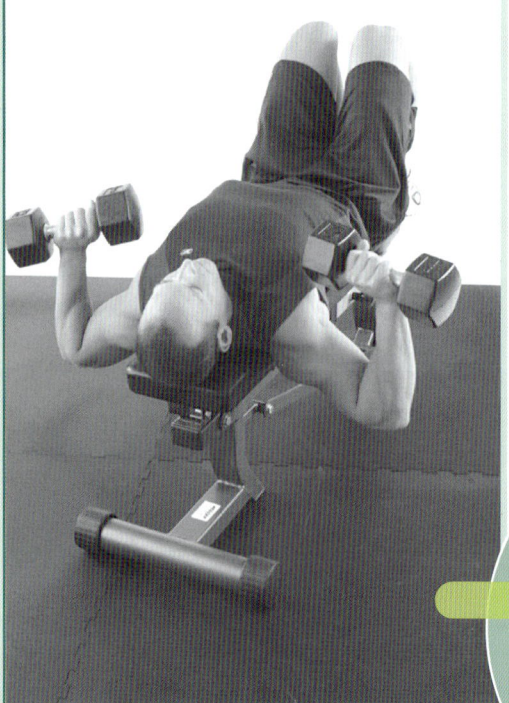

MENTALES BILD

Stellen Sie sich vor, Sie würden in jeder Hand ein Tablett mit einem Glas Wasser balancieren; auf diese Weise führen Sie die Übung mit korrektem Winkel zwischen Ellenbogen und Arm sowie im richtigen Tempo aus.

ÜBUNG 2

Quadrizeps/hinterer Oberschenkelmuskel: Ausfallschritt mit Kurzhanteln

Die Füße sind schulterbreit geöffnet, nehmen Sie in jede Hand eine Kurzhantel; die Arme hängen an der Körperseite herunter, die Handflächen zeigen zueinander. Wenn Sie die Übung ohne Kurzhanteln durchführen möchten, stützen Sie die Hände in die Hüfte. Kopf aufrecht halten, die Schultern nach hinten nehmen. Einen großen Ausfallschritt nach vorne machen, dabei einatmen. Den Körper in Richtung Boden bringen, dabei einen 90-Grad-Winkel bilden (mit dem linken Bein, dem linken Fußgelenk, dem linken Knie, der linken Hüfte ebenso wie mit dem rechten, nach hinten abgewinkelten Knie und dem rechten Fußgelenk). Nähert sich Ihr rechtes Knie dem Boden, ausatmen, dabei das linke Bein über die Muskelkraft wieder zurück in die Ausgangsposition bringen. Nach jeder Wiederholung die Seite wechseln.

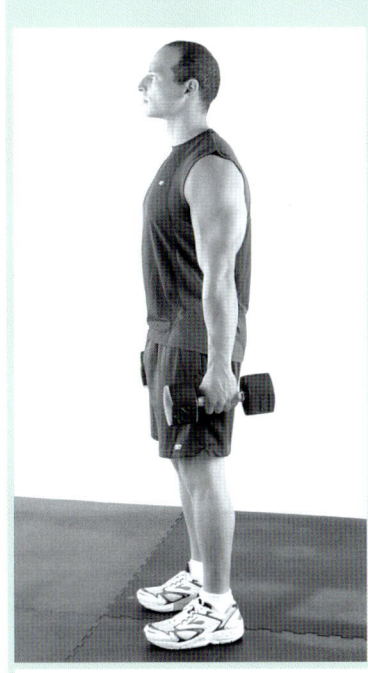

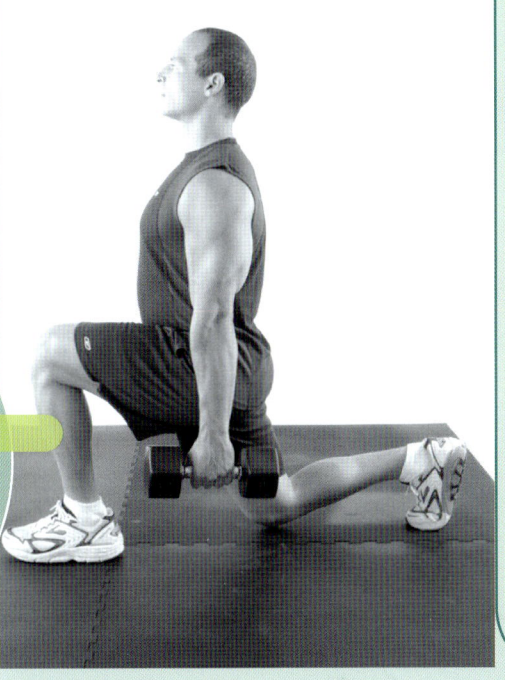

MENTALES BILD

Stellen Sie sich vor, Sie würden zum Ritter geschlagen oder einen Heiratsantrag machen.

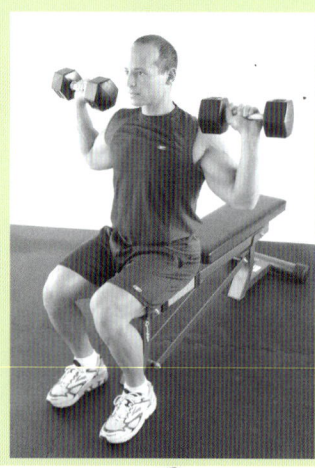

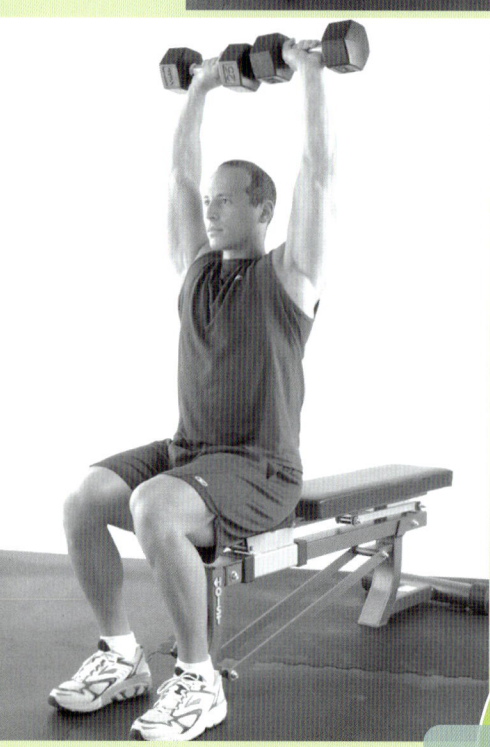

5. TAG: FREITAG

ÜBUNG 1

Schultern: Schulterpresse mit Kurzhanteln im Sitzen

Setzen Sie sich aufrecht ans Ende der Bank. In jeder Hand halten Sie eine Kurzhantel, die Handflächen zeigen nach vorne. Ausatmen und gleichzeitig die Kurzhanteln in Richtung Decke führen; einatmen und dabei langsam wieder in die Ausgangsposition zurückkehren.

MENTALES BILD

Strecken Sie sich in Richtung Decke, als wollten Sie Ihre Lieblingsmannschaft anfeuern.

ÜBUNG 2

Rücken: Dehnung mit Kurzhantel

*Legen Sie sich rücklings auf die Bank, die Beine eng
anstellen. Halten Sie eine Kurzhantel mit beiden
Händen mittig über der Brust; dabei das Gewicht in
den überlappenden Handflächen wie in einer Schale ruhen lassen; die Ellenbogen sind leicht gebeugt.
Einatmen und dabei die Hände mit der Kurzhantel
langsam hinter den Kopf in Richtung Boden führen,
bis Sie eine Dehnung in den seitlichen Rückenmus-
keln spüren. Dann ausatmen und dabei in die Ausgangsposition zurückkehren.*

MENTALES BILD

*Stellen Sie sich vor,
Sie würden mit einer
langsamen Bewegung
mit leicht gebeugten
Armen einen Ball in den
Himmel werfen.*

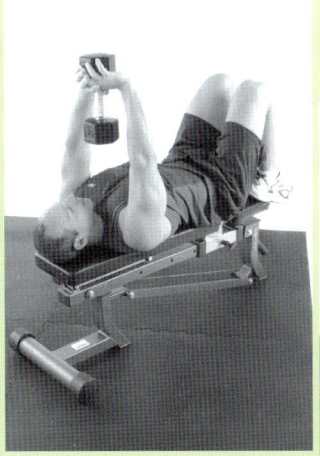

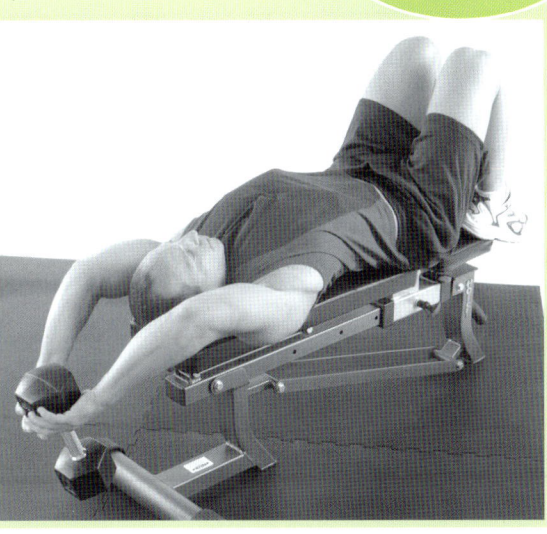

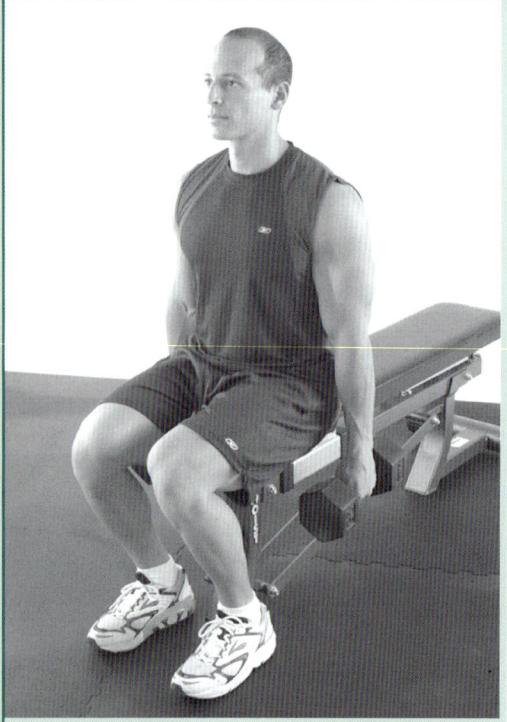

6. TAG: SAMSTAG

ÜBUNG 1

Bizeps: Bizeps-Hammer-Curl mit Kurzhanteln

Setzen Sie sich ans Ende der Bank, halten Sie in jeder Hand eine Kurzhantel und lassen Sie die Arme herunterhängen, die Handflächen zeigen zueinander. Ausatmen, dabei die Ellenbogen anbeugen und die Hanteln hoch zu den Schultern führen; die Oberarme währenddessen dicht an den Rippen halten. Einatmen und die Hanteln langsam zurück in die Ausgangsposition führen. Die Übung mit beiden Armen gleichzeitig ausführen; die Handflächen müssen während des ganzen Satzes zueinander zeigen.

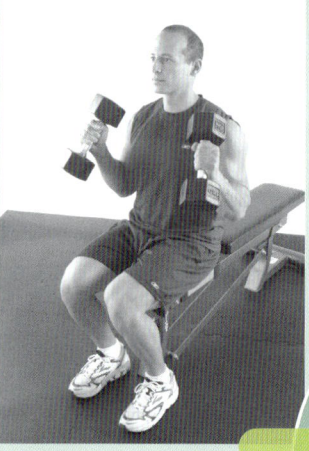

MENTALES BILD

Stellen Sie sich vor, Sie halten in jeder Hand einen Hammer.

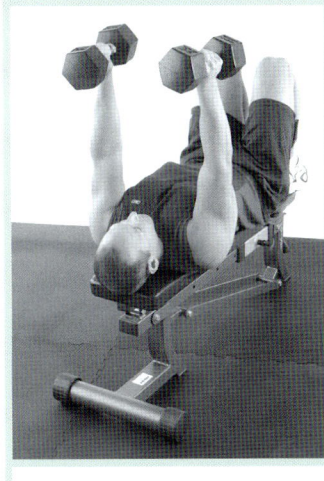

ÜBUNG 2

Trizeps: Trizepsaufbau im Liegen mit Kurzhanteln

Legen Sie sich rücklings auf die Bank, die Beine eng anstellen. Halten Sie in jeder Hand eine Kurzhantel, strecken Sie die Arme in Richtung Decke, die Handflächen zeigen zueinander. Einatmen und dabei die Ellenbogen leicht beugen, sodass die Hanteln gleichzeitig hinunter und an den Ohren entlang in Richtung Schultern geführt werden; dann ausatmen und die Hanteln zurück in die Ausgangsposition bewegen. Während der gesamten Bewegung bleiben die Oberarme unbewegt.

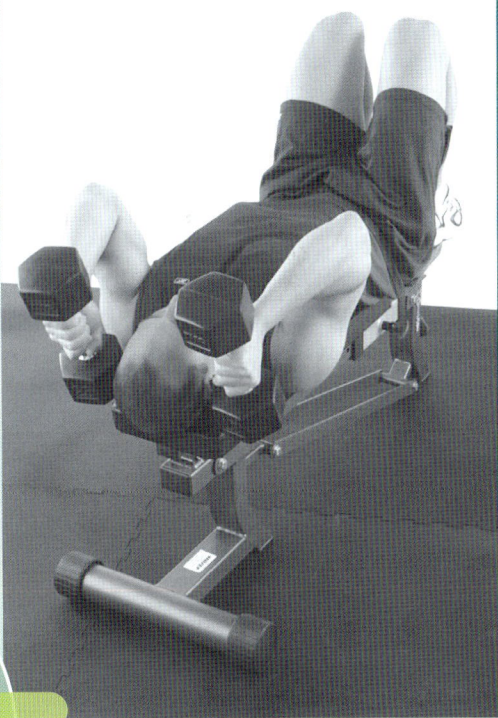

MENTALES BILD

Stellen Sie sich vor, Sie würden mit beiden Händen gleichzeitig Nägel in die Wand hämmern.

Vierte Phase: Minute 15.00 bis 19.59

DER RUMPFBEREICH

Sie wollen sich ein Sixpack antrainieren? Ihren Bauch straffen? Ihren Rücken stärken? Lästigen Bauchspeck und die sogenannten Rettungsringe loswerden? Mit dem 5-Faktor-Plan schaffen Sie es, denn mit diesen Übungen trainieren Sie Ihren gesamten Rumpfbereich einschließlich der geraden und der schrägen Bauchmuskeln, während sich die meisten anderen Programme lediglich auf die geraden Bauchmuskeln beschränken.

Aber warum ist der Rumpfbereich so bedeutend? Die Rumpfmuskulatur stellt die wichtigste Muskelgruppe dar, sie bildet die Basis für alle Bewegungen – angefangen bei den alltäglichen Bewegungsabläufen wie dem Aufstehen aus dem Bett oder dem Bücken nach dem Stückchen Papier in der Einfahrt bis hin zu anspruchsvollen körperlichen Aktivitäten wie Boxen, Golf oder Tennis spielen.

Die Rumpfmuskulatur bietet außerdem unseren inneren Organen Halt und ermöglicht uns den aufrechten Stand. Im Rumpfbereich treffen Ober- und Unterkörper aufeinander und; im Rumpfbereich können wir uns in drei Ebenen bewegen. Wir sind in der Lage, uns vorwärts, rückwärts und seitwärts zu beugen sowie Drehungen auszuführen. Sie sehen, wie wichtig und unentbehrlich diese Muskelatur für uns ist. Aus diesem Grund nehmen wir an jedem Trainingstag einen anderen Teil des Rumpfes ins Visier.

Das 5-Faktor-Training gliedert den Rumpf in drei Bereiche: der gerade Bauchmuskel *(Musculus rectus abdominis)*, der quere Bauchmuskel *(Musculus transversus abdominis)* und die inneren und äußeren schrägen Bauchmuskeln *(Musculus obliquus abdominis)*.

Jeder Bereich wird ein- bis zweimal pro Woche trainiert. In Fitness-Magazinen liest man immer wieder von der perfekten Bauchmuskelübung, aber die gibt es nicht, da sich die Bauchmuskulatur aus unterschiedlichen Muskelgruppen zusammengesetzt, wie Sie in der Grafik auf Seite 53 sehen können.

Häufig werden die schrägen Bauchmuskeln und die seitlichen Muskelgruppen vernachlässigt, während die mittlere Muskelgruppe *(Musculus rectus abdominis)* übertrainiert wird (»Waschbrettbauch«).

Der erste und bekannteste Muskel ist der gerade Bauchmuskel, der in der Mitte des Rumpfes vom Brustbein bis zum Schambein verläuft und vor allem dazu dient, die Wirbelsäule bzw. den Rumpf zu beugen, indem er den Rippenkasten und das Becken bzw. die Brust und den Nabel aufeinander zu bewegt und umgekehrt. Immer wenn sich Nabel und Brustbein aufeinander zu bewegen (»Crunch«), ist der gerade Bauchmuskel im Spiel. Da dieser Muskel Grundlage der Bewegungen in Ober- und Unterkörper ist, unterteilen wir ihn auch in den »unteren Bauchmuskel« und den »oberen Bauchmuskel«.

Die äußeren und inneren schrägen Bauchmuskeln liegen an den Außenseiten des Rumpfbereichs. Sie ermöglichen uns die seitlichen Beugebewegungen. Die äußeren schrägen Bauchmuskeln setzen am seitlichen Rippenkasten an und enden am Hüftkamm.

Die inneren schrägen Bauchmuskeln verlaufen in umgekehrter Richtung; sie entspringen am Hüftkamm und fächern aus, wobei sie das Schambein sowie die Rippen umschließen. Die schrägen Bauchmuskeln arbeiten eng zusammen und ermöglichen es, sich seitlich zu beugen sowie sich zu drehen.

Die dritte Muskelgruppe des Bauchbereichs ist der quere Bauchmuskel. Dieser korsettartige Muskel umhüllt den Rumpfbereich und hält die inneren Organe zusammen; er ist der Schlüssel zu einem schmaleren Rumpf und einer schmaleren Taille. Je-

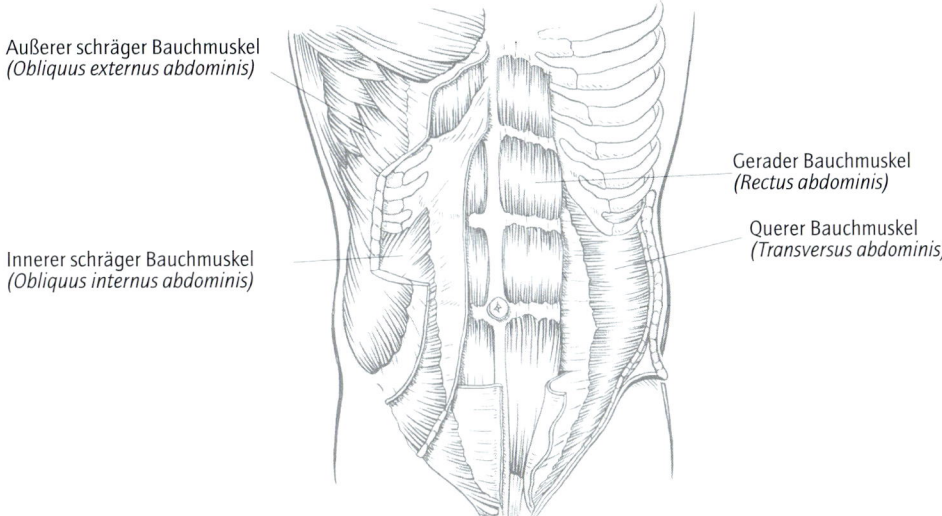

Außerer schräger Bauchmuskel
(Obliquus externus abdominis)

Gerader Bauchmuskel
(Rectus abdominis)

Querer Bauchmuskel
(Transversus abdominis)

Innerer schräger Bauchmuskel
(Obliquus internus abdominis)

Quelle: Ace Personal Trainer Manual, 3. Auflage 2003, Abdruck mit
Genehmigung des American Council on Exercise, www.acefitness.org

des Mal, wenn Sie sich um Ihre eigene Achse drehen, bewegen Sie den queren Bauchmuskel; er ist also unverzichtbar für die Stabilität des Rumpfes.

Die meisten Menschen konzentrieren sich nur auf die Körperteile, die man sehen kann – deshalb ist die Gefahr groß, dass vor allem der gerade Bauchmuskel gnadenlos übertrainiert wird. Außerdem gehen viele fälschlicherweise davon aus, dass vor allem starke gerade Bauchmuskeln automatisch zu einem flachen, schlanken Bauch führen. Aber das ist nicht der Fall. Sie werden feststellen, dass erst eine sinnvolle Kombination aus Diät, Cardio-Training und umfassendem Bauchmuskeltraining zu einer perfekt definierten und schlanken Körpermitte und damit zu einem vorzeigbaren Bauch führt.

Jeder der vier ersten Trainingstage konzentriert sich auf einen bestimmten Bereich der Körpermitte; am fünften Tag werden zwei Bereiche kombiniert trainiert. Sie werden an jedem Trainingstag eine Bauchübung absolvieren.

Tag	Bauchmuskeln
Montag	oberer gerader Bauchmuskel
Dienstag	schräge Bauchmuskeln
Mittwoch	frei
Donnerstag	unterer gerader Bauchmuskel
Freitag	querer Bauchmuskel
Samstag	oberer und unterer gerader Bauchmuskel
Sonntag	frei

In den ersten beiden Stadien habe ich auch hier zwei unterschiedliche Level für Sie erarbeitet. Level 1 ist für Einsteiger bis leicht Fortgeschrittene, während Level 2 für Fortgeschrittene gedacht ist.

Sie werden in diesem Trainingsabschnitt genau die entgegengesetzte Anzahl von Wiederholungen und Sätzen absolvieren wie im Krafttraining. Das bedeutet:

Sie beginnen in den ersten Wochen mit mehr Sätzen bestehend aus weniger Wiederholungen und kürzeren Pausen und absolvieren in den letzten Wochen weniger Sätze mit mehr Wiederholungen und dafür jedoch längeren Pausen. Wählen Sie das Level aus, das Ihrem Trainingsstand entspricht.

Rumpfübungen: Level 1

Vorbereitungswoche:
3 Sätze mit je 10 Wiederholungen pro Übung, 30 Sekunden Pause nach jedem Satz

1. Woche
4 Sätze mit je 10 Wiederholungen pro Übung, 15 Sekunden Pause nach jedem Satz

2. Woche
4 Sätze mit je 12 Wiederholungen pro Übung, 20 Sekunden Pause nach jedem Satz

3. Woche
3 Sätze mit je 15 Wiederholungen pro Übung, 25 Sekunden Pause nach jedem Satz

4. Woche
3 Sätze mit je 20 Wiederholungen pro Übung, 30 Sekunden Pause nach jedem Satz

5. Woche
2 Sätze mit je 25 Wiederholungen pro Übung, 35 Sekunden Pause nach jedem Satz

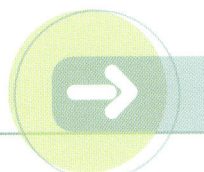

Rumpfübungen: Level 2

1. Woche
5 Sätze mit je 10 Wiederholungen pro Übung, 10 Sekunden Pause nach jedem Satz

2. Woche
4 Sätze mit je 15 Wiederholungen pro Übung, 15 Sekunden Pause nach jedem Satz

3. Woche
4 Sätze mit je 20 Wiederholungen pro Übung, 20 Sekunden Pause nach jedem Satz

4. Woche
3 Sätze mit je 25 Wiederholungen pro Übung, 25 Sekunden Pause nach jedem Satz

5. Woche
3 Sätze mit je 30 Wiederholungen pro Übung, 30 Sekunden Pause nach jedem Satz

1. TAG: MONTAG

Crunch oberer Bauchbereich

Legen Sie sich rücklings auf eine Matte, Knie beugen, Füße hüftbreit und fest auf den Boden stellen. Hände seitlich an den Kopf legen, Kinn auf die Brust drücken. Ausatmen und dabei den Rippenkasten in

Richtung Hüfte bewegen; dann wieder zurück in die Ausgangsposition abrollen, dabei einatmen. Während der gesamten Übung bleibt der untere Rücken fest auf der Matte liegen.

MENTALES BILD

Verkürzen Sie beim Hochkommen den Abstand zwischen Ihrem Brustbein und dem Nabel, vergrößern Sie den Abstand beim Ablegen.

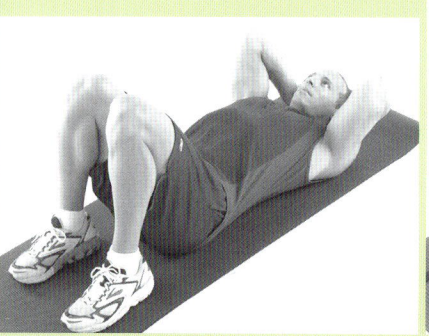

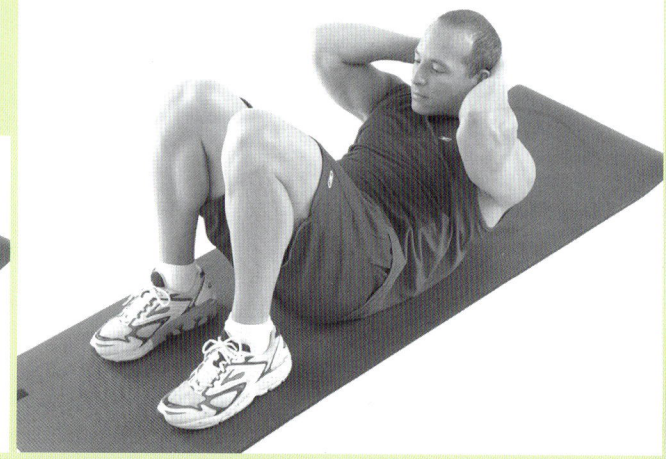

2. TAG: **DIENSTAG**

Seitliche Beugung/Dehnung mit Kurzhantel

Die Füße etwas weiter als schulterbreit öffnen. In der linken Hand halten Sie eine Kurzhantel, beide Handflächen zeigen zueinander. Führen Sie die Kurzhantel an Ihrem linken Bein hinab, bis Sie die maximale Dehnung erreicht haben. Dann bewegen Sie die Hantel wieder hinauf und dehnen sich so weit wie möglich in die andere Richtung. Während dieser Übung halten Sie die Hüfte still. Nach dem Satz wechseln Sie die Seite.

MENTALES BILD

Stellen Sie sich vor, Sie würden um Ihren Nabel herum kreisen.

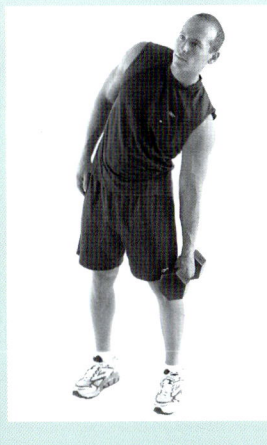

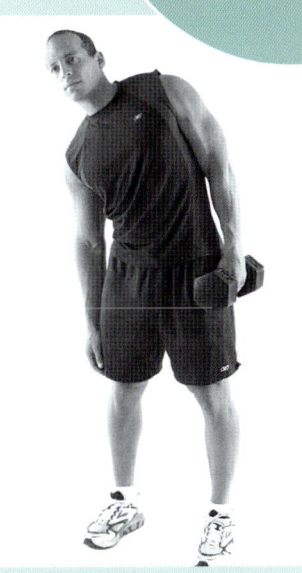

4. TAG: DONNERSTAG

Crunch unterer Bauchbereich

Legen Sie sich auf den Rücken; die Füße vom Boden abheben, die Fersen möglichst nah ans Gesäß bringen, die Zehenspitzen zeigen nach unten. Legen Sie die Handflächen neben die Hüfte auf den Boden. Ihre Ober- und Unterschenkelrückseiten haben Kontakt, die Knie bleiben während der gesamten Übung gebeugt. Ausatmen und dabei die Oberschenkel und Hüfte in Richtung Brust ziehen; dann einatmen und die Bewegung zu drei Vierteln zurückgehen.

MENTALES BILD
Bewegen Sie Ihren Nabel in Richtung Brustbein.

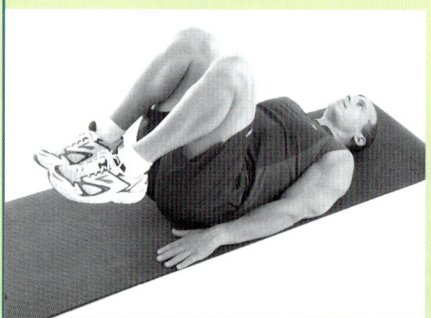

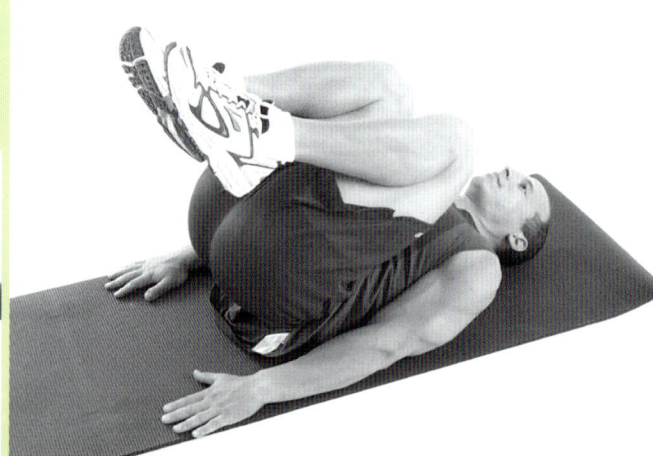

5. TAG: FREITAG

Drehung des Oberkörpers

Setzen Sie sich mit leicht gebeugten Knien auf eine Matte, die Zehenspitzen zeigen nach oben. Lehnen Sie Ihren Oberkörper leicht zurück; Kopf und Hüfte bewegen sich dabei nicht. Greifen Sie mit der rechten Hand nach links und drehen Sie bei dieser Bewegung den Oberkörper mit, dabei ausatmen. Dann drehen Sie sich zurück zur Mitte, dabei einatmen. Anschließend greifen Sie mit der linken Hand nach rechts und drehen den Oberkörper mit, dabei ausatmen. Bei jeder Wiederholung die Seite wechseln.

MENTALES BILD

Stellen Sie sich vor, dass Sie mit der Hand die linke bzw. rechte Wand streifen möchten.

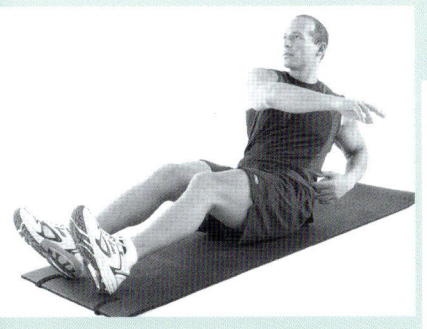

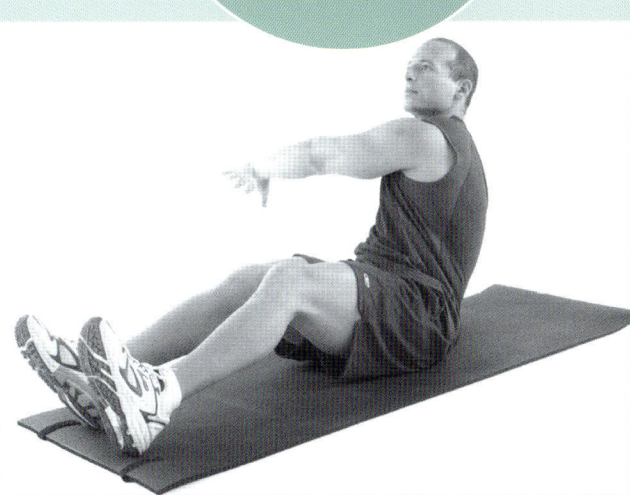

6. TAG: SAMSTAG

Doppelter Crunch

Diese Übung ist eine Kombination aus Crunches für den oberen und unteren Bauchbereich. Legen Sie sich rücklings auf eine Matte; die Füße vom Boden abheben, die Fersen möglichst nah ans Gesäß brin-gen, die Zehenspitzen zeigen nach unten, die Hände sind hinter dem Kopf gefaltet. Ausatmen und gleichzeitig obere und untere Körperhälfte zusammenbringen bzw. Hüfte und Oberschenkel in Richtung Brust bringen, während die Brust sich in Richtung Hüfte bewegt. Beim Zurückkehren in die Ausgangsposition einatmen.

MENTALES BILD

Klappen Sie Ihren Körper zusammen wie eine Muschel ihre Schalen-hälften; führen Sie dabei Nabel und Brustbein so nah wie möglich zueinander.

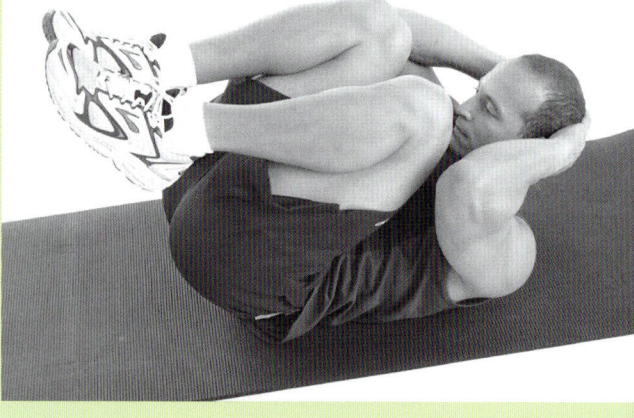

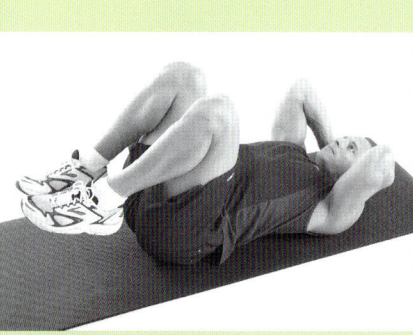

Fünfte Phase: Minute 20.00 bis 24.59 (oder länger)

CARDIO

Im Gegensatz zu den ersten fünf Trainingsminuten (Phase 1) wird Ihr Körper jetzt den natürlichen, beständigen Rhythmus dieser Cardio-Übung begrüßen. Beenden Sie Ihr tägliches Workout mit einem fünfminütigen Cardio-Teil – der gerne auch länger ausfallen kann. Wenn Sie Lust dazu haben, darf der Cardio-Teil bis zu 30 Minuten dauern.

Diese Schlussphase dient zwei Zwecken: Die abschließenden Cardio-Übungen bringen die Herzfrequenz wieder in den normalen Bereich. Es ist wichtig, im Laufe des Trainingsprogramms und mit fortschreitender Fitness den Schwierigkeitsgrad (Tempo und/oder Widerstand bzw. Neigungswinkel) zu steigern; es ist ebenso wichtig, den Cardio-Teil abwechslungsreich zu gestalten, um den mentalen Stimulus zu variieren und Verletzungen aufgrund einseitiger Belastung zu vermeiden (das gilt insbesondere für Läufer). Doch das Wichtigste beim Cardio-Training ist, in die Fettverbrennungszone zu gelangen, denn nur so kann die Fettverbrennung des gesamten Workouts optimiert werden. In der 20. Minute Ihres Workouts greift Ihr Körper auf der Suche nach Energie auf die Fettspeicher zu – und dieser »Zugriff« wird so lange andauern, bis Sie das Training beenden, also bis zur 25. oder aber ununterbrochen bis zur 49. Trainingsminute. Ich empfehle, das Cardio-Training nicht mehr als 30 Minuten auszudehnen, denn dann sinkt erfahrungsgemäß die Wahrscheinlichkeit, dass Sie diese Leistung am nächsten Tag wiederholen können. Nicht vergessen: Sie trainieren nicht nur an einem Tag, sondern an fünf Tagen in der Woche. Und richtig in Form zu kommen, ist ein Marathon – kein Sprint!

Wir beenden das Training mit einem Cardio-Teil, um die Erholungsphase und das Cool-down optimal zu gestalten. Während der Cardio-Phase werden Milchsäuren und Kohlendioxid (beides Giftstoffe), die sich während des Trainings gebildet und angesammelt haben, aus dem Körper gespült; hinzu kommt, dass der Körper in der abschließenden Cardio-Phase nährstoffreiches Blut bildet, das die Erholung und den Aufbau der Muskeln unterstützt. Zudem werden beim Cool-down verdichtete Muskeln gelockert und ein Syndrom namens DOMS *(Delayed Onset Muscle Soreness)* abgemildert. DOMS ist der Muskelschmerz, den man ein bis drei Tage nach dem Training verspürt. Jeder, der schon einmal DOMS hatte, weiß, wovon ich spreche. Ein Cardio-Cool-down wird die Häufigkeit und Stärke von DOMS deutlich reduzieren.

Bevor Sie an den Start gehen, möchte ich Sie noch mit OBLA bekannt machen. OBLA steht für *Onset of Blood Lactic Acid*, eine Ansammlung von Milchsäure in den Muskeln. Sammelt sich im Laufe von körperlichem Training Milchsäure in den Muskeln, ermüden die Muskeln. Jeder Mensch hat sein individuelles Level. Wenn Sie beim Training kurz unterhalb des Punkts bleiben, an dem Milchsäure gebildet wird, können Sie unendlich lange trainieren. Liegt Ihr Milchsäurebildungspunkt beispielsweise bei 8,5, bleiben Sie bei 8,4 und können sogar noch schneller werden. Steigern Sie sich auf 8,6, werden Sie innerhalb von sieben Minuten völlig erschöpft sein.

Das bedeutet: Wenn Sie die Cardio-Phase über die fünf Minuten hinaus verlängern wollen, müssen Sie Ihr individuelles Level herausfinden, das Ihren Körper zwar herausfordert, ihn aber nicht binnen weniger Minuten zur Erschöpfung bringt.

Nach Woche 5: Was kommt jetzt?

Wenn Sie fünf Wochen lang Level 1 absolviert haben, prüfen Sie jetzt, ob Sie bereit sind, in den nächsten fünf Wochen auf Level 2 zu trainieren. Wenn Sie bereits Level 2 hinter sich haben, wiederholen Sie es einfach. Versuchen Sie, in der sechsten Woche die Widerstände etwas zu erhöhen.

Notieren Sie sich die verwendeten Gewichte, sodass Sie sie jeden Monat erhöhen können. Ebenso wie zuvor mit den leichteren Gewichten, trainieren Sie nun mit dem schwereren Gewicht die im Trainingsplan vorgegebene Anzahl von Wiederholungen und halten die empfohlenen Pausen ein.

5-Faktor-Workout-Übersichten

Auf den folgenden Seiten finden Sie die Übersichten für Level 1 und Level 2. Ich empfehle Ihnen, diese Übersichten zu kopieren und gut sichtbar in Ihrem Übungsraum aufzuhängen.
Auf der Kopie streichen Sie dann jedes absolvierte Workout durch und notieren – als Information für die kommenden Trainingseinheiten, aber auch als

Dokumentation Ihres persönlichen Trainingsfortschritts – die Gewichte, mit denen Sie das Krafttraining durchgeführt haben. So haben Sie einen optimalen Überblick über Ihren aktuellen Trainingsstand und fühlen sich durch Ihre stetig wachsende Fitness angespornt.

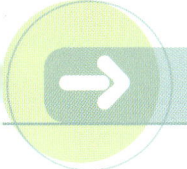

Um zusätzlich Fett zu verbrennen, können Sie auch an anderen Punkten Ihres Tages-ablaufs körperliche Aktivitäten integrieren. Tatsache ist, dass die meisten von uns körperlich nicht sehr aktiv sind – Auto, Fernsehen und Schreibtischarbeit sind eben das Gegenteil von körperlicher Aktivität.

Doch Ihr Körper sollte auch außerhalb der Workout-Einheiten in Bewegung sein. Wie ich bereits erwähnt habe, absolvieren viele meiner Kunden aus der Film- und Unterhaltungsbranche nur ein Minimum an Cardio-Training (die vorgegebenen zehn Minuten pro Tag), aber sie haben oft körperlich anstrengende Jobs und sind dabei den ganzen Tag auf den Beinen.

Ich sage nicht, dass Sie Ihren Fernseher entsorgen und nur noch mit dem Rad zur Arbeit fahren sollen, aber es gibt viele kleine Dinge, wie Sie Ihren Tag aktiver ge-stalten können. Mit der Zeit summieren sich all diese zusätzlichen Bewegungen zu einem Verbrauch von hundert Kalorien pro Tag oder mehr, was einen Gewichtsver-lust von rund einem Pfund pro Monat bedeutet. Und das ist doch ganz beachtlich – besonders über viele Monate betrachtet.

Hier einige Anregungen:
1. Laufen Sie Treppen anstatt den Aufzug zu benutzen.
2. Steigen Sie auf dem Weg ins Büro und zurück nach Hause jeweils eine Halte-stelle früher aus U-Bahn oder Straßenbahn aus und gehen Sie die restliche Strecke zu Fuß.
3. Stellen Sie Ihr Auto auf einem Parkplatz weit weg von dem Geschäft ab, in das Sie gehen möchten.
4. Kaufen Sie in einer fußgängerfreundlichen Gegend ein.
5. Gehen Sie zu Fuß zum Mittagessen anstatt mit dem Auto zum Restaurant oder Café zu fahren.
6. Gehen Sie abends zu Fuß ins Restaurant, wenn Sie zum Essen verabredet sind.
7. Planen Sie Ihre Freizeitaktivitäten so, dass die körperliche Bewegung nicht zu kurz kommt (erledigen Sie Ihre Wochenendeinkäufe zu Fuß, gehen Sie spa-zieren, gehen Sie wandern, treiben Sie Sport etc.).

5-Faktor-Fitness-Workout: Level 1

	Montag	Dienstag	Mittwoch
Phase 1: **Cardio** **5 Minuten**	Cardio-Warm-up	Cardio-Warm-up	Cardio nach Belieben
Phase 2 und 3: **Krafttraining** **10 Minuten**	fliegende Bewegung mit KH, Kniebeuge mit KH	einarmiges Rudern mit KH, Rumpfbeuge mit geraden Beinen und KH	frei
Vorbereitungswoche	15 Wdh. pro Übung Pause: 90 Sekunden wiederholen	15 Wdh. pro Übung Pause: 90 Sekunden wiederholen	
Woche 1	25 Wdh. pro Übung Pause: 80 Sekunden wiederholen	25 Wdh. pro Übung Pause: 80 Sekunden wiederholen	
Woche 2	20 Wdh. pro Übung Pause: 70 Sekunden noch 2 x wiederholen	20 Wdh. pro Übung Pause: 70 Sekunden noch 2 x wiederholen	
Woche 3	15 Wdh. pro Übung Pause: 60 Sekunden noch 2 x wiederholen	15 Wdh. pro Übung Pause: 60 Sekunden noch 2 x wiederholen	
Woche 4	12 Wdh. pro Übung Pause: 50 Sekunden noch 3 x wiederholen	12 Wdh. pro Übung Pause: 50 Sekunden noch 3 x wiederholen	
Woche 5	10 Wdh. pro Übung Pause: 40 Sekunden noch 3 x wiederholen	10 Wdh. pro Übung Pause: 40 Sekunden noch 3 x wiederholen	

KH = Kurzhantel(n)

Donnerstag	Freitag	Samstag	Sonntag
Cardio-Warm-up	Cardio-Warm-up	Cardio-Warm-up	frei
Brustpresse mit KH, Ausfallschritt mit KH	Schulterpresse mit KH im Sitzen, Dehnung mit KH	Bizeps-Hammer-Curl mit KH, Trizepsaufbau im Liegen mit KH	frei
15 Wdh. pro Übung Pause: 90 Sekunden wiederholen	15 Wdh. pro Übung Pause: 90 Sekunden wiederholen	15 Wdh. pro Übung Pause: 90 Sekunden wiederholen	
25 Wdh. pro Übung Pause: 80 Sekunden wiederholen	25 Wdh. pro Übung Pause: 80 Sekunden wiederholen	25 Wdh. pro Übung Pause: 80 Sekunden wiederholen	
20 Wdh. pro Übung Pause: 70 Sekunden noch 2 x wiederholen	20 Wdh. pro Übung Pause: 70 Sekunden noch 2 x wiederholen	20 Wdh. pro Übung Pause: 70 Sekunden noch 2 x wiederholen	
15 Wdh. pro Übung Pause: 60 Sekunden noch 2 x wiederholen	15 Wdh. pro Übung Pause: 60 Sekunden noch 2 x wiederholen	15 Wdh. pro Übung Pause: 60 Sekunden noch 2 x wiederholen	
12 Wdh. pro Übung Pause: 50 Sekunden noch 3 x wiederholen	12 Wdh. pro Übung Pause: 50 Sekunden noch 3 x wiederholen	12 Wdh. pro Übung Pause: 50 Sekunden noch 3 x wiederholen	
	10 Wdh. pro Übung Pause: 40 Sekunden noch 3 x wiederholen	10 Wdh. pro Übung Pause: 40 Sekunden noch 3 x wiederholen	

5-Faktor-Fitness-Workout: Level 1

	Montag	Dienstag	Mittwoch
Phase 4: **Rumpfübungen** **5 Minuten**	Crunch oberer Bauchbereich	seitliche Beugung∕ Dehnung mit KH	Cardio nach Belieben
Vorbereitungswoche	10 Wdh. pro Übung Pause: 30 Sekunden noch 2 x wiederholen	10 Wdh. pro Übung Pause: 30 Sekunden noch 2 x wiederholen	
Woche 1	10 Wdh. pro Übung Pause: 15 Sekunden noch 3 x wiederholen	10 Wdh. pro Übung Pause: 15 Sekunden noch 3 x wiederholen	
Woche 2	12 Wdh. pro Übung Pause: 20 Sekunden noch 3 x wiederholen	12 Wdh. pro Übung Pause: 20 Sekunden noch 3 x wiederholen	
Woche 3	15 Wdh. pro Übung Pause: 25 Sekunden noch 2 x wiederholen	15 Wdh. pro Übung Pause: 25 Sekunden noch 2 x wiederholen	
Woche 4	20 Wdh. pro Übung Pause: 30 Sekunden noch 2 x wiederholen	20 Wdh. pro Übung Pause: 30 Sekunden noch 2 x wiederholen	
Woche 5	25 Wdh. pro Übung Pause: 35 Sekunden wiederholen	25 Wdh. pro Übung Pause: 35 Sekunden wiederholen	
Phase 5: Cardio **5 Minuten oder mehr**	Cardio	Cardio	Cardio nach Belieben

KH = Kurzhantel(n)

Donnerstag	Freitag	Samstag	Sonntag
Crunch unterer Bauchbereich	Drehung des Oberkörpers	doppelter Crunch	frei
10 Wdh. pro Übung Pause: 30 Sekunden noch 2 x wiederholen	10 Wdh. pro Übung Pause: 30 Sekunden noch 2 x wiederholen	10 Wdh. pro Übung Pause: 30 Sekunden noch 2 x wiederholen	
10 Wdh. pro Übung Pause: 15 Sekunden noch 3 x wiederholen	10 Wdh. pro Übung Pause: 15 Sekunden noch 3 x wiederholen	10 Wdh. pro Übung Pause: 15 Sekunden noch 3 x wiederholen	
12 Wdh. pro Übung Pause: 20 Sekunden noch 3 x wiederholen	12 Wdh. pro Übung Pause: 20 Sekunden noch 3 x wiederholen	12 Wdh. pro Übung Pause: 20 Sekunden noch 3 x wiederholen	
15 Wdh. pro Übung Pause: 25 Sekunden noch 2 x wiederholen	15 Wdh. pro Übung Pause: 25 Sekunden noch 2 x wiederholen	15 Wdh. pro Übung Pause: 25 Sekunden noch 2 x wiederholen	
20 Wdh. pro Übung Pause: 30 Sekunden noch 2 x wiederholen	20 Wdh. pro Übung Pause: 30 Sekunden noch 2 x wiederholen	20 Wdh. pro Übung Pause: 30 Sekunden noch 2 x wiederholen	
25 Wdh. pro Übung Pause: 35 Sekunden wiederholen	25 Wdh. pro Übung Pause: 35 Sekunden wiederholen	25 Wdh. pro Übung Pause: 35 Sekunden wiederholen	
Cardio	Cardio	Cardio	frei

5-Faktor-Fitness-Workout: Level 2

	Montag	Dienstag	Mittwoch
Phase 1: **Cardio** **5 Minuten**	Cardio-Warm-up	Cardio-Warm-up	Cardio nach Belieben
Phase 2 und 3: **Krafttraining** **10 Minuten**	fliegende Bewegung mit KH, Kniebeuge mit KH	einarmiges Rudern mit KH, Rumpfbeuge mit geraden Beinen und KH	frei
Vorbereitungswoche	30 Wdh. pro Übung Pause: 90 Sekunden noch 2 x wiederholen	30 Wdh. pro Übung Pause: 90 Sekunden noch 2 x wiederholen	
Woche 1	25 Wdh. pro Übung Pause: 80 Sekunden wiederholen	25 Wdh. pro Übung Pause: 80 Sekunden wiederholen	
Woche 2	25 Wdh. pro Übung Pause: 70 Sekunden noch 2 x wiederholen	25 Wdh. pro Übung Pause: 70 Sekunden noch 2 x wiederholen	
Woche 3	20 Wdh. pro Übung Pause: 50 Sekunden noch 3 x wiederholen	20 Wdh. pro Übung Pause: 50 Sekunden noch 3 x wiederholen	
Woche 4	15 Wdh. pro Übung Pause: 40 Sekunden noch 3 x wiederholen	15 Wdh. pro Übung Pause: 40 Sekunden noch 3 x wiederholen	
Woche 5	10 Wdh. pro Übung Pause: 30 Sekunden noch 4 x wiederholen	10 Wdh. pro Übung Pause: 30 Sekunden noch 4 x wiederholen	

KH = Kurzhantel(n)

Donnerstag	Freitag	Samstag	Sonntag
Cardio-Warm-up	Cardio-Warm-up	Cardio-Warm-up	frei
Brustpresse mit KH, Ausfallschritt mit KH	Schulterpresse mit KH im Sitzen, Dehnung mit KH	Bizeps-Hammer-Curl mit KH, Trizepsaufbau im Liegen mit KH	frei
30 Wdh. pro Übung Pause: 90 Sekunden noch 2 x wiederholen	30 Wdh. pro Übung Pause: 90 Sekunden noch 2 x wiederholen	30 Wdh. pro Übung Pause: 90 Sekunden noch 2 x wiederholen	
25 Wdh. pro Übung Pause: 80 Sekunden wiederholen	25 Wdh. pro Übung Pause: 80 Sekunden wiederholen	25 Wdh. pro Übung Pause: 80 Sekunden wiederholen	
25 Wdh. pro Übung Pause: 70 Sekunden noch 2 x wiederholen	25 Wdh. pro Übung Pause: 70 Sekunden noch 2 x wiederholen	25 Wdh. pro Übung Pause: 70 Sekunden noch 2 x wiederholen	
20 Wdh. pro Übung Pause: 50 Sekunden noch 3 x wiederholen	20 Wdh. pro Übung Pause: 50 Sekunden noch 3 x wiederholen	20 Wdh. pro Übung Pause: 50 Sekunden noch 3 x wiederholen	
15 Wdh. pro Übung Pause: 40 Sekunden noch 3 x wiederholen	15 Wdh. pro Übung Pause: 40 Sekunden noch 3 x wiederholen	15 Wdh. pro Übung Pause: 40 Sekunden noch 3 x wiederholen	
10 Wdh. pro Übung Pause: 30 Sekunden noch 4 x wiederholen	10 Wdh. pro Übung Pause: 30 Sekunden noch 4 x wiederholen	10 Wdh. pro Übung Pause: 30 Sekunden noch 4 x wiederholen	

5-Faktor-Fitness-Workout: Level 2

	Montag	Dienstag	Mittwoch
Phase 4: Rumpfübungen 5 Minuten	Crunch oberer Bauchbereich	seitliche Beugung/ Dehnung mit KH	frei
Vorbereitungswoche	10 Wdh. pro Übung Pause: 10 Sekunden noch 4 x wiederholen	10 Wdh. pro Übung Pause: 10 Sekunden noch 4 x wiederholen	
Woche 1	15 Wdh. pro Übung Pause: 15 Sekunden noch 3 x wiederholen	15 Wdh. pro Übung Pause: 15 Sekunden noch 3 x wiederholen	
Woche 2	15 Wdh. pro Übung Pause: 15 Sekunden noch 3 x wiederholen	15 Wdh. pro Übung Pause: 15 Sekunden noch 3 x wiederholen	
Woche 3	20 Wdh. pro Übung Pause: 20 Sekunden noch 3 x wiederholen	20 Wdh. pro Übung Pause: 20 Sekunden noch 3 x wiederholen	
Woche 4	25 Wdh. pro Übung Pause: 25 Sekunden noch 2 x wiederholen	25 Wdh. pro Übung Pause: 25 Sekunden noch 2 x wiederholen	
Woche 5	30 Wdh. pro Übung Pause: 30 Sekunden noch 2 x wiederholen	30 Wdh. pro Übung Pause: 30 Sekunden noch 2 x wiederholen	
Phase 5: Cardio 5 Minuten oder mehr	Cardio	Cardio	Cardio nach Belieben

KH = Kurzhantel(n)

Donnerstag	Freitag	Samstag	Sonntag
Crunch unterer Bauchbereich	Drehung des Oberkörpers	doppelter Crunch	frei
10 Wdh. pro Übung Pause: 10 Sekunden noch 4 x wiederholen	10 Wdh. pro Übung Pause: 10 Sekunden noch 4 x wiederholen	10 Wdh. pro Übung Pause: 10 Sekunden noch 4 x wiederholen	
15 Wdh. pro Übung Pause: 15 Sekunden noch 3 x wiederholen	15 Wdh. pro Übung Pause: 15 Sekunden noch 3 x wiederholen	15 Wdh. pro Übung Pause: 15 Sekunden noch 3 x wiederholen	
15 Wdh. pro Übung Pause: 15 Sekunden noch 3 x wiederholen	15 Wdh. pro Übung Pause: 15 Sekunden noch 3 x wiederholen	15 Wdh. pro Übung Pause: 15 Sekunden noch 3 x wiederholen	
20 Wdh. pro Übung Pause: 20 Sekunden noch 3 x wiederholen	20 Wdh. pro Übung Pause: 20 Sekunden noch 3 x wiederholen	20 Wdh. pro Übung Pause: 20 Sekunden noch 3 x wiederholen	
25 Wdh. pro Übung Pause: 25 Sekunden noch 2 x wiederholen	25 Wdh. pro Übung Pause: 25 Sekunden noch 2 x wiederholen	25 Wdh. pro Übung Pause: 25 Sekunden noch 2 x wiederholen	
30 Wdh. pro Übung Pause: 30 Sekunden noch 2 x wiederholen	30 Wdh. pro Übung Pause: 30 Sekunden noch 2 x wiederholen	30 Wdh. pro Übung Pause: 30 Sekunden noch 2 x wiederholen	
Cardio	Cardio	Cardio	frei

1

PHASE 1

Cardio-Warm-up

3

PHASE 3

*Krafttraining:
Kniebeuge
mit Kurzhanteln*

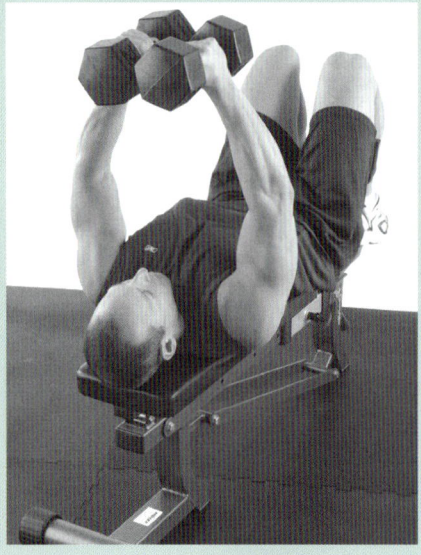

2

PHASE 2

*Krafttraining:
fliegende Bewegung
mit Kurzhanteln*

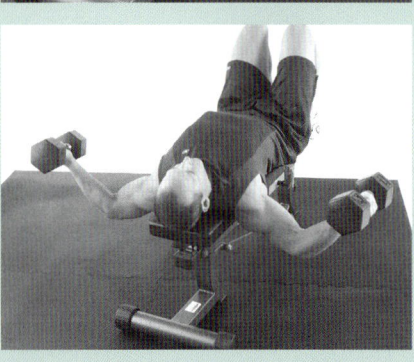

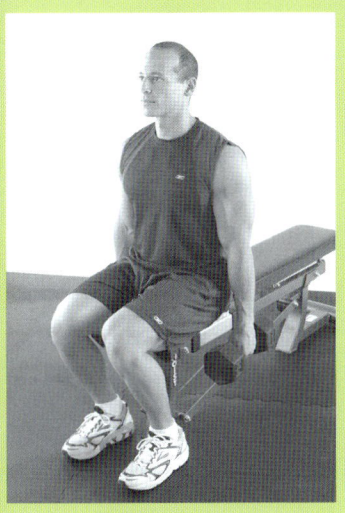

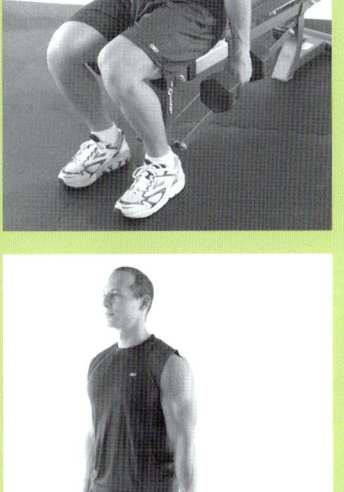

PHASE 4

Rumpfübung:
Crunch oberer Bauchbereich

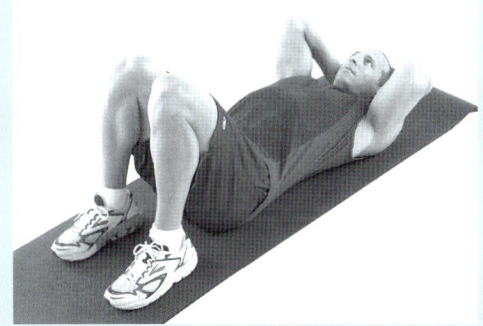

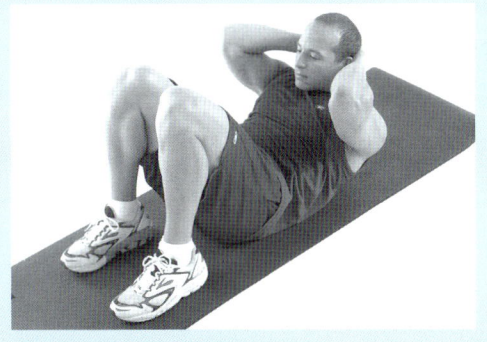

PHASE 5

Cardio

PHASE 1

Cardio-Warm-up

PHASE 3

Krafttraining: Rumpfbeuge m
geraden Beinen und Kurzhan

PHASE 2

Krafttraining:
einarmiges Rudern mit Kurzhantel

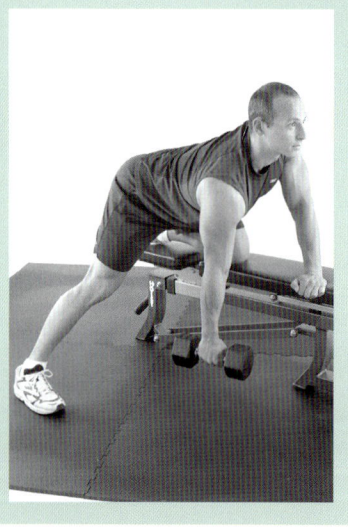
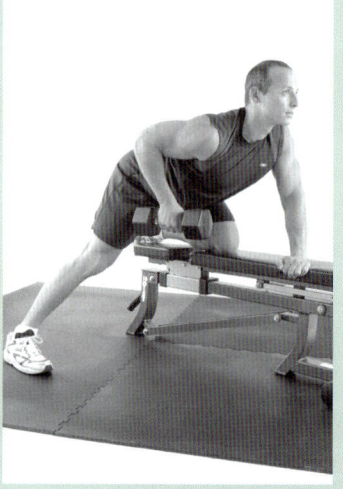

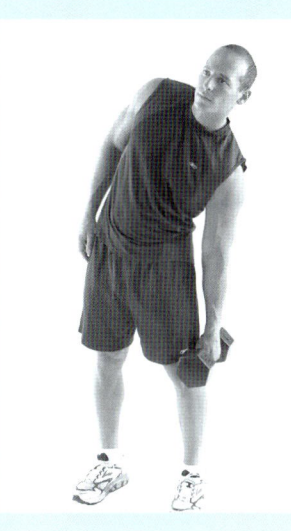

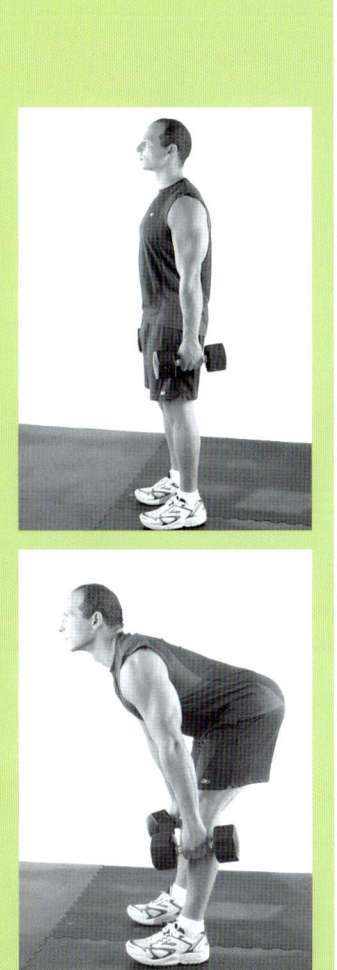

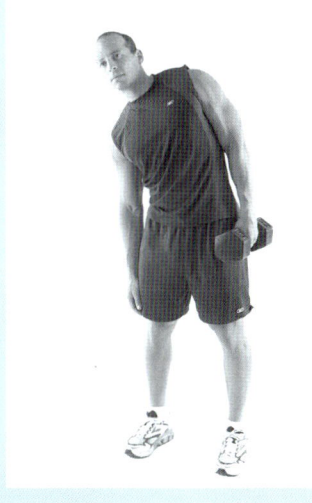

PHASE 4

*Rumpfübung:
seitliche Beugung/
Dehnung
mit Kurzhanteln*

PHASE 5

Cardio

1

PHASE 1

Cardio-Warm-up

3

PHASE 3

Krafttraining:
Ausfallschritt mit Kurzhanteln

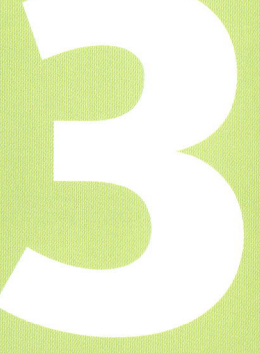

2

PHASE 2

Krafttraining:
Brustpresse mit Kurzhanteln

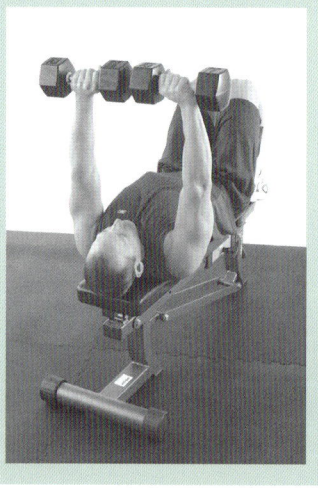 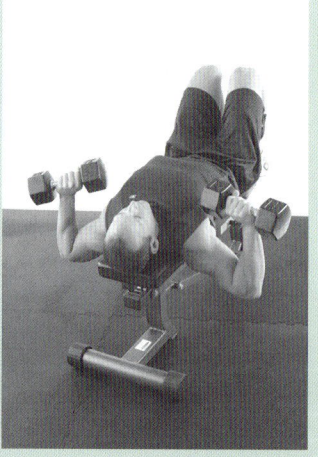

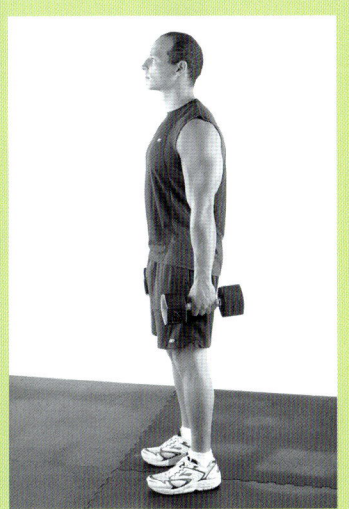

PHASE 4

Rumpfübung:
Crunch unterer Bauchbereich

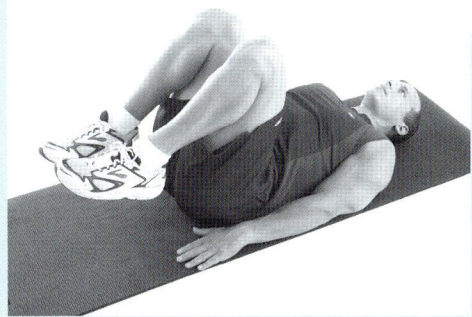

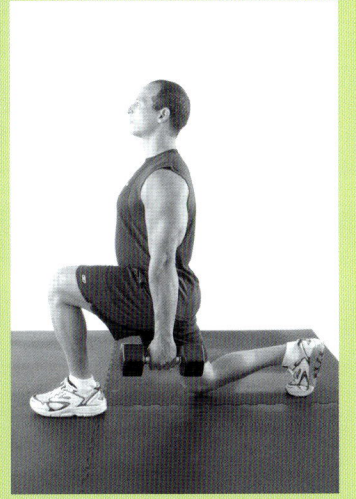

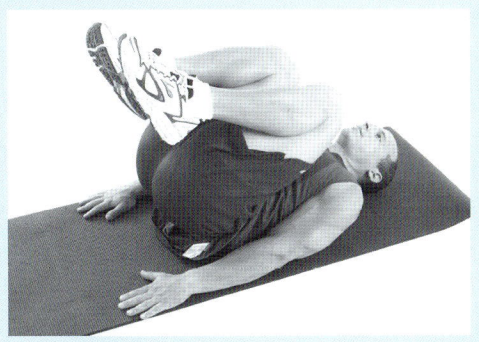

PHASE 5

Cardio

1

PHASE 1
Cardio-Warm-up

3

PHASE 2

*Krafttraining:
Schulterpresse mit
Kurzhanteln im Sitzen*

PHASE 3

*Krafttraining:
Dehnung mit Kurzhantel*

2

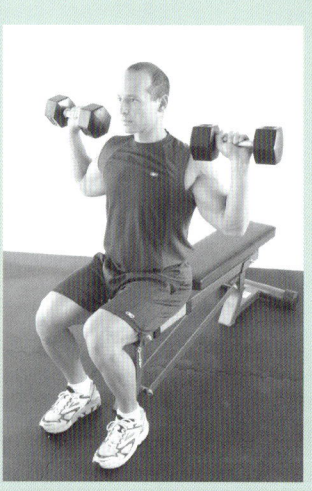
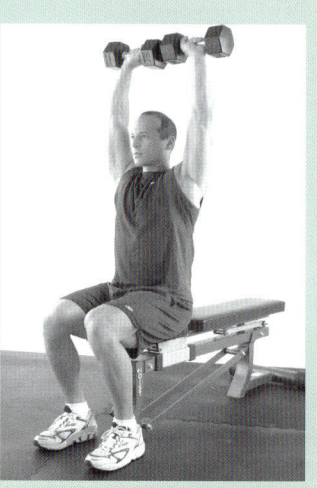

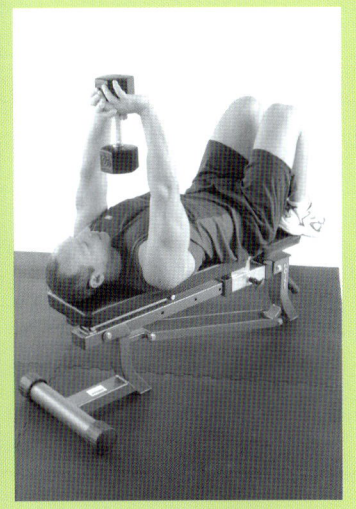

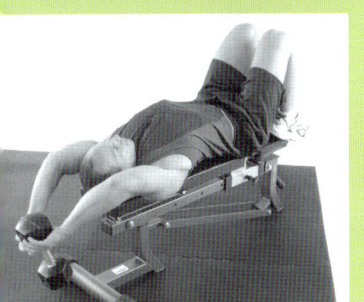

PHASE 4

Rumpfübung:
Drehung des Oberkörpers

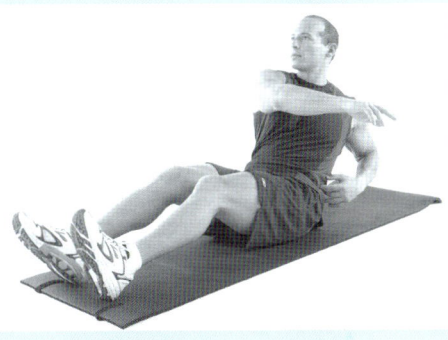

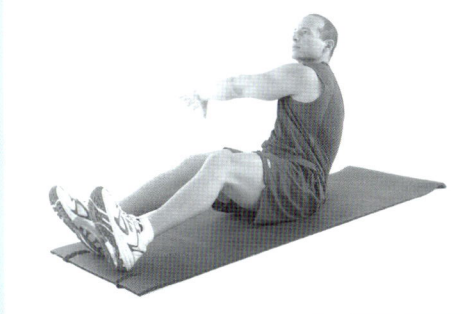

PHASE 5

Cardio

1

PHASE 1

Cardio-Warm-up

3

PHASE 3

Krafttraining: Trizepsaufbau im Liegen mit Kurzhanteln

2

PHASE 2

Krafttraining: Bizeps-Hammer-Curl mit Kurzhanteln

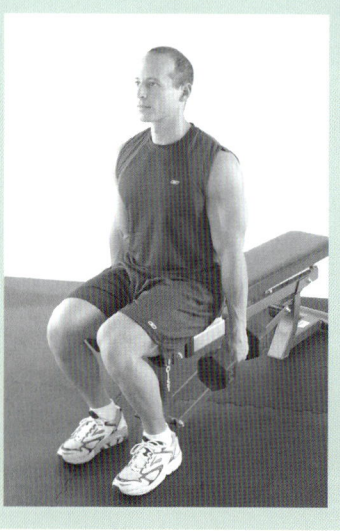
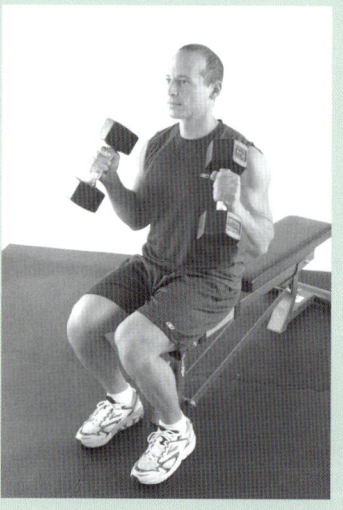

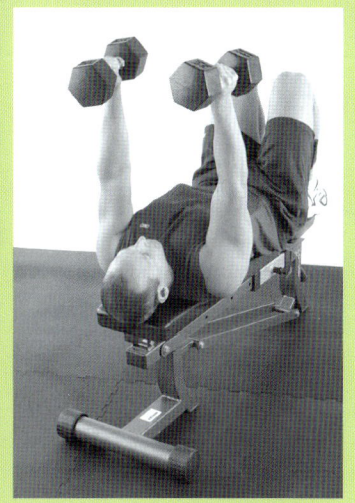

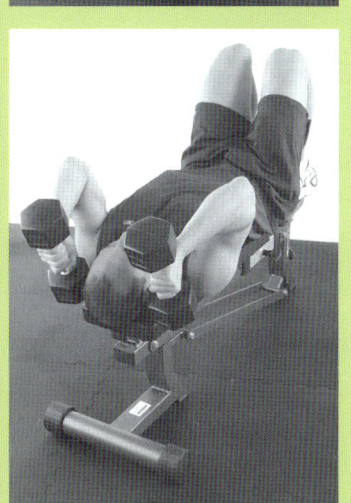

PHASE 4

*Rumpfübung:
doppelter Crunch*

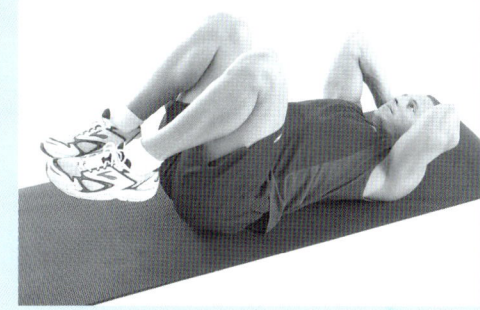

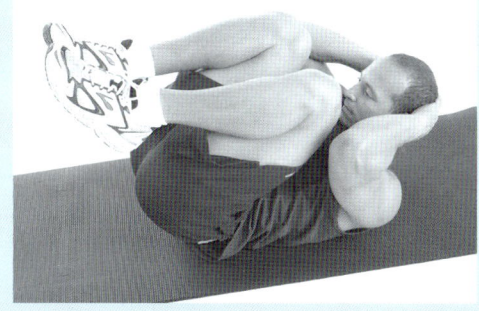

PHASE 5

Cardio

ERFOLGSGESCHICHTE

Stephen Dorff, 34, Schauspieler

Nur fünf Wochen vor dem Beginn einer großen Studioproduktion rief mich ein Produzent an. Er hatte ein Problem: Der Bösewicht, der von Stephen Dorff dargestellt werden sollte, ähnelte nicht der angsteinflößenden Figur, die im Drehbuch beschrieben war. Stephen, der schon in »Blade« den Übeltäter gespielt hatte, war ein magerer Typ ohne jeden Muskeltonus.

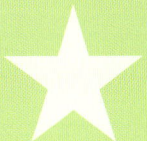

»Kannst du ihn in fünf Wochen zu einem richtig muskulösen Kerl machen?«, wollte der Produzent von mir wissen. Mein 5-Faktor-Programm im Kopf, antwortete ich, ohne zu zögern: »Klar!« Ohne Zeit zu verlieren, stürzte sich Stephen in sein Programm. Er ließ kein Workout aus und ernährte sich streng nach dem 5-Faktor-Ernährungsplan, außer sonntags, dem Mogeltag. Genau fünf Wochen später lief Stephen am Set ein – gerade rechtzeitig für eine Folge von Szenen, in denen er mit freiem Oberkörper auftreten musste.

Das Filmteam konnte es kaum glauben, wie sehr sich sein Körper verändert hatte: Stephen strotzte nur so vor Muskeln, trug kein Gramm Fett mehr mit sich herum. Stephen selbst hätte es nie für möglich gehalten, dass er jemals so aussehen könnte – und er nutzte seinen furchterregend starken Körper, um in seinen Szenen tolle Effekte zu realisieren.

5-FAKTOR-TREIBSTOFF

Modediäten – mal in, mal out

Ich weiß nicht, ob es Ihnen bewusst ist: Die Ernährungslandschaft von heute ist ein echtes Minenfeld – vom Fast Food bis zum Menü in einem teuren Restaurant, von den Snack-Automaten über die Cafés in Firmen und Schulen bis hin zur eigenen Küche. Kein Wunder, dass heute viele Menschen viel zu dick sind – dieses Phänomen ist längst nicht mehr auf die USA beschränkt. Und es ist ebenso wenig ein Wunder, dass so viele bekannte Diätprogramme einen extremen Ansatz wählen und von ihren Kunden extremen Verzicht verlangen, zum Beispiel den Verzicht auf Kohlenhydrate, Zucker oder Kalorien.

Glücklicherweise ist die 5-Faktor-Ernährung in keiner Hinsicht extrem. Ich nenne es einen »Plan mit Weitblick«, der auf den einfachen Prinzipien gesunder Ernährung beruht. Auch exotische Zutaten werden nicht benötigt. Ebenso sind der Fitness- und Ernährungsteil besser und einfacher umzusetzen als bei anderen Diätplänen.

5-Faktor-Ernährung

Sehen Sie sich einmal in der Ernährungs- oder Diätratgeber-Abteilung einer Buchhandlung um – es ist mehr als verwirrend: Essen Sie entsprechend Ihrer Blutgruppe, nicht entsprechend Ihres Körpertyps (4 Blutgruppen – 4 Strategien für ein gesundes Leben), nehmen Sie tierische Fette zu sich, aber fast keine Kohlenhydrate (Atkins-Diät), essen Sie kiloweise Lachs, aber keine Karotten (Die South-Beach-Diät), ernähren Sie sich den ganzen Tag lang nur von Grapefruits (Die Grapefruit-Diät). Ich habe fast jeden Diätratgeber gelesen, der in den vergangenen 20 Jahren auf den Markt gekommen ist. In gewisser Weise helfen Ihnen all diese Programme dabei, in kurzer Zeit einige Kilos abzunehmen. Aber diese Kilos haben Sie meist ebenso schnell wieder drauf. Und was in meinen Augen noch schlimmer ist: Keiner dieser Diätpläne ist Ihrer Gesundheit oder Ihrer Lebensfreude zuträglich.

Viele der heute angesagten Diäten beruhen auf nicht fundierten Theorien, Halbwahrheiten und dem Motto »Wenn etwas gut für Sie ist, dann ist mehr davon noch besser«. Das Ergebnis: Wir bewegen uns mit dem Jo-Jo-Effekt von Diät zu Diät, immer in der Hoffnung, eines Tages doch noch das geheime Rezept zu finden, das uns fabelhaftes Aussehen und grenzenloses Wohlgefühl beschert.

Die Voraussetzung der aktuellsten Modediäten (von denen viele nichts weiter als eine Neuauflage der letztjährigen Modediät sind) ist ein Gewichtsverlust durch sehr fettreiche Ernährung. Die Befürworter argumentieren, dass Kohlenhydrate keinen Hunger stillen, Fette jedoch ein Sättigungsgefühl hervorrufen. Je satter Sie sich fühlen, desto weniger essen Sie. Und je weniger Sie essen, desto mehr nehmen Sie ab. Das ist teilweise richtig, doch es ist die übertriebene Vereinfachung eines sehr komplexen Ablaufs. Es ist einfach nicht die ganze Geschichte. Viele dieser Diäten schlagen Kapital aus einem bestimmten Problem: Die meisten Menschen essen heutzutage viel zu viele einfache Kohlenhydrate, die aus so genannten leeren Kalorien bestehen: weißes Brot und Brötchen, Kuchen, Kekse, Pommes frites, Chips, zuckerhaltige Cerealien, Pizza, Pasta. Und was die Sache noch schlimmer macht: Manche dieser Lebensmittel enthalten außerdem noch einen sehr hohen Fettanteil. Das führt unvermeidlich zu einer Gewichtszunahme. Vielen Menschen ist das sehr wohl bewusst – und trotzdem stopfen sie sich mit diesem Junkfood voll. Warum? Weil die Sättigungswirkung zum einen nur kurz anhält, also müssen sie bald schon wieder essen. Zum anderen sind wir darauf getrimmt, diese Art von Essen zu mögen. Und drittens gibt es dieses Essen überall.

Natürlich nimmt man mit dieser Art der Ernährung zu viele Kalorien zu sich und nimmt unweigerlich zu – oft bis zur Fettleibigkeit. Es ist kein Zufall, dass laut Angaben des Center for Disease Control and Prevention 64 Prozent aller erwachsenen US-Amerikaner übergewichtig bis hin zu fettsüchtig sind. In den vergangenen zwei Jahrzehnten hat sich die Anzahl übergewichtiger bzw. fettsüchtiger Jugendlicher in den USA fast verdoppelt.

Schlechte Ernährung – einschließlich Fettsucht und körperlicher Trägheit – hat inzwischen das Rauchen als häufigste vermeidbare Todesursache überholt. Interessanterweise kann man in allen anderen Industriestaaten genau dieselbe Entwicklung beobachten – und teilweise sogar schon in Schwellenländern. Übergewicht und Bewegungsmangel erhöhen das Risiko für folgende, oft tödlich verlaufende Krankheiten: Herz-Kreislauf-Erkrankungen, Krebs, Schlaganfall und Diabetes-Typ-2.

Anstatt der Öffentlichkeit den Unterschied zwischen »guten« und »schlechten« Kohlenhydraten zu erklären und ihr zu vermitteln, welche Kohlenhydratmengen angemessen sind, verbieten viele dieser Diäten fast sämtliche Kohlenhydrate. Indem man den größten Brocken der durchschnittlichen Ernährung von dem Diätplan streicht und diese Diät als »low carb« oder »kohlenhydratarm« tituliert, eliminiert man automatisch die Kalorien – wobei »kalorienarm« natürlich ein weitaus weniger attraktiver Slogan ist. Ein Diätratgeber, auf dessen Titel wahrheitsgemäß »Keine Kalorien!« stünde, würde sich sicher nicht Millionen Mal verkaufen, das können Sie mir glauben!

Indem man eine Lebensmittelgruppe von der Diät ausschließt, nimmt man natürlich ab, und die Low-Carb-Lokomotive rollt und rollt. Abgesehen von der Tatsache, dass nur wenige Menschen – ganz gleich, wie diszipliniert sie sind – diesen Anforderungen entsprechen können, weisen Low-Carb-Diäten eine ganze Palette weiterer Probleme auf. Diätprogramme wie die Atkins- oder die Sears-Diät versetzen die Abnehmwilligen in einen so genannten Ketose-Zustand. Dies ist ein toxischer Zustand, bei dem zwar Fett verbrannt, aber auch Körpergewebe wie Muskeln und sogar Organe abgebaut werden. Werden dem Körper signifikante Kohlenhydrate zugeführt, ist der Prozess gestoppt.

Wenn Sie also auf Ihrer einwöchigen Urlaubsreise am vierten Tag bemerken, dass Ihr Gesicht rundlicher aussieht und Ihre Hose ungewohnt eng sitzt – obwohl Sie viel laufen oder Sport treiben –, dann ist dies ein ungewollter Effekt. Eine Low-Carb-Diät lähmt Ihre körperliche Trainingsfähigkeit – wenn nicht sofort, dann später. Studien haben gezeigt, dass High-Fat-/Low-Carb-Diäten die Kohlenhydrateinlagerungen in Muskeln und Leber aufzehren, was körperliches Training nicht nur enorm erschwert, sondern auch noch gefährlich macht.[1]

Hinzu kommt, dass Anstrengung bei einer Low-Carb-Diät erheblich stärker empfunden wird als bei einem Ernährungsplan mit ausgewogenem Kohlenhydratanteil. Es ist nicht nur ungesund, große Mengen an Fett und Proteinen in Kombination mit geringen Mengen Kohlenhydraten zu sich zu nehmen, sondern auch schwierig, in die Praxis umzusetzen. Und last, but not least: Nicht nur Ihre Muskeln benötigen eine ausreichende Kohlenhydratzufuhr, um zu funktionieren, auch Ihr Gehirn braucht Kohlenhydrate! Bei einer Low-Carb-Diät wird demnach auch Ihre mentale Leistungsfähigkeit gemindert.

---

[1] Jacobs, K. A., Paul, D. R., Geor, R. J., Hinchcliff, K. W., Sherman, W. M.: »Dietary composition influences short-term endurance training-induced adaptations of substrate partitioning during exercise« in: International Journal of Sport Nurtition and Exercise Metabolism 14; 38–61 (2004)

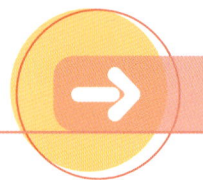

Warum Modediäten scheitern
und 5-Faktor Erfolg bringt

1. Sie sind nicht dauerhaft durchzuhalten – während 5-Faktor sich mühelos durchhalten lässt, Woche für Woche, Jahr für Jahr.

2. Sie sind viel zu weit von einer normalen Ernährung entfernt – während 5-Faktor jede Lebensmittelgruppe zulässt.

3. Sie sind oft ungesund – während 5-Faktor sehr gesund ist, da ein großer Wert auf ballaststoffreiche Kohlenhydrate (einschließlich Obst und Gemüse), »gute« Fette und Proteine gelegt wird.

4. Sie sind schlecht umzusetzen, da viele der geforderten Lebensmittel schwer erhältlich sind – während 5-Faktor nur gängige Nahrungsmittel verwendet und die meisten Rezepte nicht mehr als fünf Zutaten erfordern.

5. Die Mahlzeiten erfordern lange Zubereitungszeiten – während die 5-Faktor-Gerichte in weniger als fünf Minuten zubereitet sind.

6. Sie schränken Ihre tägliche Leistungsfähigkeit ein, indem sie oft zu Kopfschmerzen, Abgeschlagenheit und eingeschränkter Konzentration führen – während 5-Faktor Ihnen mehr Energie gibt, als Sie es jemals für möglich gehalten hätten.

ERFOLGSGESCHICHTE

Jill, 37, Immobilienmaklerin

Jill arbeitet in Toronto als Maklerin und ist sehr beschäftigt. Sie aß sehr unregelmäßig und ernährte sich nicht selten von Junkfood. An manchen Tagen trainierte sie ein bis zwei Stunden – doch ohne sichtbaren Effekt. Ihr Muskeltonus war gering, eine schmerzende Schulterverletzung, Schmerzen im unteren Rückenbereich durch schlechte Haltung und deutliche muskuläre Unausgewogenheiten erschwerten ihr das Training.

In ihrem Berufsleben setzte sie ihre logischen und analytischen Fähigkeiten ein – in Sachen Fitness und Ernährungsgewohnheiten jedoch nicht. Mit dem 5-Faktor-Plan nahm sie zwar nur knapp sieben Pfund ab, veränderte aber ihre Körperproportionen so enorm, dass sie in zwei Monaten drei Kleidergrößen weniger hatte. Ihre Haltung verbesserte sich deutlich und sie leidet heute auch nicht mehr unter Schulter- oder Rückenschmerzen. Sie nimmt nun fünf Mahlzeiten pro Tag zu sich, auch zwischen den einzelnen Kundenterminen. Jill ist der lebendige Beweis, dass neue Körperproportionen eine ebenso beeindruckende Wirkung haben können wie eine große Gewichtsabnahme.

Wie die 5-Faktor-Ernährung den Körper strafft

Warum fünf Mahlzeiten? Stellen Sie sich Ihren Körper wie einen Holzofen vor: Sie müssen ihn frühmorgens anfeuern, um das Haus warm zu bekommen, und das Feuer den ganzen Tag mit Holz versorgen, damit das Haus warm bleibt. Geht man abends zu Bett, lässt man das Feuer ausgehen. Am nächsten Morgen beginnt der Kreislauf von Neuem.

Ihr Stoffwechsel funktioniert genauso. Beginnen Sie den Tag mit einem nahrhaften 5-Faktor-Frühstück und liefern Sie Ihrem Stoffwechsel regelmäßig »Brennstoff« nach, sodass die Fettverbrennung nicht ins Stocken gerät. In der Nacht fährt unser Stoffwechsel automatisch herunter – deshalb benötigt er bis zum Morgen auch keinen Essensnachschub.

In den 1970er Jahren haben Forscher der University of Toronto untersucht, welche Auswirkungen die Häufigkeit der Mahlzeiten auf den Blutzuckerspiegel und die Insulinausschüttung hat. Sie fanden heraus, dass sich durch mehrere kleinere, über den Tag verteilte Mahlzeiten ein stabiler Blutzuckerspiegel sowie eine gleichmäßige Insulinausschüttung einstellten. Bei den Testpersonen, die weniger, aber dafür größere Mahlzeiten zu sich nahmen, war das nicht der Fall. Die als »Grazing« (»Grasen«) bekannte Praxis, über den Tag verteilt mehrere kleine Mahlzeiten zu sich zu nehmen, hat einen weiteren angenehmen Nebeneffekt: Sie senkt das »schlechte« Cholesterin im Körper ab.

Spätere Studien zeigten, dass Grazing in der Tat zu einer Körperfettreduzierung führt. Eine Nahrungszunahme feuert den Stoffwechsel kurzfristig an, dies nennt man den »thermischen Effekt«. Je mehr Mahlzeiten man täglich zu sich nimmt, desto besser arbeitet der Stoffwechsel.

Mit häufigeren Mahlzeiten haben wir eine bessere Kontrolle über die Zusammensetzung und die Qualität der Nahrungsmittel, die wir zu uns nehmen. Heute hungern viele Menschen über Stunden – manche nehmen fünf bis zwölf Stunden keine Nahrung zu sich. Wenn Sie schließlich etwas essen, haben sie keine Kontrolle mehr darüber, was oder welche Menge die richtige ist – die Nahrungsaufnahme ist nicht mehr vernunftgesteuert, sondern wird von einem nagenden Hungergefühl getrieben. Hunger ist ein äußerst primitiver Antrieb, der aus der physiologischen Notwendigkeit der Nahrungsaufnahme resultiert. Wenn wir häufiger kleinere Mahlzeiten zu uns nehmen, können wir über unseren Verstand steuern, was und wie viel wir essen wollen. Wir essen, weil wir wissen, dass es gut ist, in diesem Moment etwas zu essen, und nicht, weil unser Magen so sehr knurrt, dass wir irgendetwas in uns hineinstopfen müssen, um das Hungergefühl zu besiegen.

Ein anderer Grund, aus dem häufige kleine Mahlzeiten die gesündere Ernährungsvariante sind, ist die Tatsache, dass wir – so modern wir heute leben – physiologisch identisch mit unseren Steinzeitvorfahren sind. Als Jäger und Sammler waren sie manchmal tagelang ohne Nahrung unterwegs. Der menschliche Körper entwickelte deshalb die Fähigkeit, sich in solchen Situationen in einen kaloriensparenden Modus zu versetzen, der den Stoffwechsel drosselt und die körpereigenen Energielager nicht antastet. Das bedeutet, dass nur eine sehr begrenzte Menge der körpereigenen Fettspeicher tatsächlich zur Energiegewinnung verbrannt wird und dass jede zusätzliche Kalorie, die dem Körper in einer solchen Situation zugeführt wird, umgehend wieder als Körperfettreserve gespeichert wird.

Durch häufige kleine Mahlzeiten signalisieren wir unserem Körper also, dass kein Nahrungsmangel und keine Hungergefahr herrschen. Dies bedeutet, dass er den Hunger-Schutz-Kreislauf überspringt und der Stoffwechsel auf höheren Touren fahren kann. Der Holzofen hat genug Brennstoffnachschub, sodass das Feuer ausreichend geschürt wird und in hohen Flammen flackern kann.

Die fünf Schlüssel zur Fettreduktion

Der 5-Faktor-Ernährungsplan basiert auf unumstöß-
lichen wissenschaftlichen Tatsachen. Fünf Schlüsselfaktoren bestimmen über Fettabbau und Muskelaufbau – mit dem 5-Faktor-Plan nutzen Sie diese
wissenschaftlichen Fakten.

1. STOFFWECHSEL

Vielleicht wissen Sie es schon, je schneller Ihr Stoffwechsel arbeitet, desto mehr Kalorien und Körperfett verbrennen Sie Tag für Tag. Die Häufigkeit Ihrer
Mahlzeiten und Ihrer Krafttrainingseinheiten bestimmen das Stoffwechseltempo. Der 5-Faktor-Plan
feuert durch fünf Mahlzeiten pro Tag und täglich
zehn Minuten Krafttraining an fünf Tagen pro Woche Ihre Stoffwechselaktivitäten an. Führen Sie sich
folgendes Bild einer Windmühle vor Augen: Regel-
mäßiger Wind hält die Windmühlenflügel ständig in
Bewegung; kommen die Böen nur sporadisch, verlangsamen sich die Drehungen und die Windmühle
verringert ihre Leistung.

2. TRAINING

Mit Cardio-Training in den richtigen Bereichen erzielen Sie eine Fettverbrennung, während Krafttraining
zu Muskelaufbau führt und außerdem den Stoffwechsel so beschleunigt, dass Ihr Körper tagsüber –
und selbst nachts, während Sie schlafen – mehr Fett
verbrennt. Eine in der Fachzeitschrift *Journal of the
American College of Nutrition* veröffentlichte Studie
zeigt, dass selbst Probanden, die eine relativ kalorienarme Diät befolgten, durch mehrmals wöchentlich durchgeführtes Krafttraining ihren Grundstoff-
wechsel steigern konnten.[2]

3. DIE RICHTIGEN KALORIEN
IN DER RICHTIGEN MENGE

Anstatt Lebensmittel zu konsumieren, die die Gier
nach mehr wecken, sollten Sie hochwertige, gesunde Lebensmittel zu sich nehmen, die Ihnen Tag für
Tag genau die Kalorienmenge liefern, die Sie für Ihr
angestrebtes Gewicht benötigen. Sie sollten Ihren
täglichen Kalorienbedarf nicht deutlich unterschrei-
ten, wie es zahlreiche Diäten verlangen, denn dies
würde Ihren Stoffwechsel nur verlangsamen. Der
Vorteil? Sie werden auf natürliche Weise weniger
Kalorien zu sich nehmen, als Sie es derzeit tun – aber
ohne lästiges Kalorienzählen.

[2] Bryner, R. W., Ullrich, I. H., Sauers, J. et al.: »Effects of resistance
vs. aerobic training combined with an 800 calorie liquid diet on
lean body mass and resisting metabolic rate«,18 (2): 115–121
(April 1999)

4. DER GLYKÄMISCHE INDEX

In den folgenden Abschnitten werde ich detailliert auf den glykämischen Index (GI) eingehen. So viel schon jetzt: Der glykämische Index ist eine Maßzahl, die angibt, wie sich ein kohlenhydrathaltiges Lebensmittel auf den Blutzuckerspiegel auswirkt. Lebensmittel mit hohem GI erhöhen den Blutzuckerspiegel, was zu einer höheren Insulinausschüttung führt und dazu beiträgt, dass diese Lebensmittel in Form von Fettreserven im Körper gespeichert werden. Schlimmer noch: Der Hunger nimmt immer mehr zu. Umgekehrt gilt: Lebensmittel mit niedrigem GI sind sehr viel besser, da sie den Blutzuckerspiegel konstant halten und keine Hungergefühle auslösen. Ein bewusster Umgang mit dem glykämischen Index von Lebensmitteln kann also zur Gewichtsabnahme beitragen. Auf Seite 99 finden Sie einen kleinen Überblick über die entsprechenden Nahrungsmittel.

5. RUHE UND ERHOLUNG

Um Ihren Körper zu effizienter Fettverbrennung anzuregen, benötigen Ihre Muskeln angemessene Erholungsphasen – nur so können kontinuierliche Leistungen und Muskelaufbau gewährleistet werden. Ausreichend Schlaf und gute Ernährung tragen diesem Bedürfnis Rechnung. Angemessene Erholung wirkt sich auf zwei wichtige Hormongruppen aus: Die Wachstumshormone (insbesondere bei Männern) sorgen für den Muskelaufbau und die -reparatur; sie sind während der Ruhephasen des Körpers besonders aktiv. Bekommt Ihr Körper jedoch nicht die benötigten Ruhephasen, wird das Stresshormon Cortisol freigesetzt, was wiederum zu einer vermehrten Fetteinlagerung führt.

Es ist kein Zufall, dass vier dieser fünf Schlüsselfaktoren stark von Ihrer Ernährung beeinflusst werden. Wenn Sie den 5-Faktor-Ernährungsplan aufmerksam lesen und umsetzen, sind auf einem guten Weg hin zu einem schlanken, fitten Körper. Und die beste Nachricht: Das ist gar nicht schwer! Ebenso wie Sie jeden Tag 25 Minuten für das 5-Faktor-Training aufbringen können, werden Sie auch den 5-Faktor-Ernährungsplan problemlos umsetzen können.

Essen nach dem 5-Faktor-Plan

Macht Ihnen das Wort »Mahlzeit« Angst, weil Sie sich fragen, wie Sie es schaffen sollen, täglich fünf Mahlzeiten zuzubereiten und zu sich zu nehmen? Keine Sorge, betrachten Sie es so: Sie werden die üblichen drei Hauptmahlzeiten (Frühstück, Mittag- und Abendessen) zu sich nehmen und zusätzlich noch zwei gesunde Snacks verzehren (einen am Vormittag, den anderen am Nachmittag). Wenn Sie zu den Menschen gehören, die bislang das Frühstück ausgelassen oder nie eine Zwischenmahlzeit zu sich genommen haben, werden Sie an Ihrem Körper schon bald erstaunliche Veränderungen feststellen.

Ein Speiseplan, der aus drei Hauptmahlzeiten und zwei Zwischenmahlzeiten besteht, weicht wahrscheinlich nicht allzu stark von Ihren bisherigen Essgewohnheiten ab. Sie werden diesen Speiseplan also mühelos umsetzen können. Würde ich jedoch von Ihnen verlangen, sechs oder mehr Mahlzeiten am Tag einzulegen, wäre das vermutlich eine große Abweichung von Ihrem bisherigen Tagesablauf. Hinzu kommt, dass ein solcher Tagesablauf aus dem allgemeinen Raster fällt, dass Ihre Kollegen, Mitarbeiter, Kommilitonen oder Familienmitglieder einem ganz anderen Essrhythmus folgen und sich dadurch automatisch Probleme ergäben. Natürlich möchten wir die Arbeitspausen mit unseren Kollegen verbringen. Der Normalfall ist die Mittagspause, außerdem eine kurze Kaffeepause am Vormittag und eine am Nachmittag. Fünf Mahlzeiten pro Tag passen also perfekt in diesen Ablauf. Die erste Mahlzeit des Tages findet vor der Arbeit, die letzte Mahlzeit des Tages nach der Arbeit statt. Die Mahlzeiten Nummer zwei, drei und vier fügen sich ganz harmonisch in Ihren Tagesablauf und Ihr Berufsleben ein.

Wie lassen sich fünf Mahlzeiten pro Tag mit Ihrem Schlaf vereinbaren? Ganz einfach: Die erste Mahlzeit nehmen Sie unmittelbar nach dem Aufstehen zu sich, ganz gleich, zu welcher Uhrzeit das ist. Die fünfte Mahlzeit am Tag nehmen Sie möglichst einige Stunden vor dem Zubettgehen ein, ganz gleich, zu welcher Uhrzeit das ist. Apropos Schlaf: Peilen Sie sieben bis acht Stunden Schlaf pro Nacht an – diese Dauer ist optimal für gute Erholung und Ihren Stoffwechsel.

Als angenehmen Nebeneffekt dieses Essensplans werden Sie feststellen, dass sich Ihr nächtlicher Schlaf verbessert. Sie werden sich tagsüber energiegeladener fühlen und nachts tiefer schlafen. Falls Sie Kinder haben, werden auch sie sich an die neuen, verbesserten Essgewohnheiten gewöhnen und ebenso gut schlafen wie Sie. Erinnern Sie sich, wie hungrig Sie als Kind nach der Schule nach Hause kamen? Wenn in den Schulen darauf geachtet werden würde, dass die Schüler vormittags regelmäßige Pausen zum Essen hätten, und wenn es in den Schulmensen ein gesundes, ausgewogenes Mittagessen gäbe, dann kämen die Kinder zufrieden aus der Schule und hätten allenfalls Lust auf einen kleinen, gesunden Snack, anstatt wild und wahllos den Kühlschrank zu plündern – wenn sie nicht schon vorher in einem der einschlägigen Fast-Food-Restaurants eingekehrt sind und ihren Hunger mit Hamburgern und Pommes frites befriedigt haben.

Fünf Kriterien für jede Mahlzeit

Was sollten Sie nun zu sich nehmen? Es gibt fünf einfache Kriterien, die Sie bei jeder Mahlzeit beachten müssen.

1. Fettarme, hochqualitative Proteine
2. Kohlenhydrate mit niedrigem glykämischem Index
3. Ballaststoffe
4. Gesunde Fette
5. Zuckerfreie Getränke

Denken Sie bei jedem Einkauf und beim Zubereiten der Mahlzeiten an diese fünf Kriterien – denn sie entscheiden über eine ausgewogene, hochwertige und wohlschmeckende Mahlzeit. Diese fünf Kriterien sind Ihr Fahrplan. Ganz gleich, ob Ihre nächste Mahlzeit das Frühstück, der Snack oder das Abendessen ist – der Umgang mit den fünf Kriterien wird Ihnen von Tag zu Tag leichter fallen. Sie müssen auf kein Geschmackserlebnis verzichten und schon gar nicht auf Qualität oder Vielfalt. Aber Sie werden dank der fünf Kriterien Mahlzeiten zu sich nehmen, die Sie hin zu einem schlanken, energiegeladenen Körper führen und die zudem lecker schmecken.

Kohlenhydrate, Proteine und Fette machen schon drei der fünf Kriterien aus. Sie stellen die wichtigen Nahrungsmittelbestandteile dar, man nennt sie auch Haupt- oder Makronährstoffe. Kohlenhydrate sind die Hauptenergiequelle unseres Körpers; darunter fallen alle Arten von Stärke, Zucker und Ballaststoffen. Fett hat verschiedene Funktionen, darunter die Hormonregulation, die Regulation der Körpertemperatur sowie die Organisolierung und den Organschutz. Proteine sind die wichtigsten Zellbausteine; aus Proteinen bestehen unsere Haut, unsere Muskeln und die roten Blutkörperchen. Das US-amerikanische Gesundheitsministerium hat folgende Richtwerte für die Aufnahme von Hauptnährstoffen ausgegeben: 55 bis 60 Prozent Kohlenhydrate, 10 bis 15 Prozent Proteine und weniger als 30 Prozent Fette. Die bekannte Sears- oder Optimum-Diät gibt Werte von 40 Prozent, 30 Prozent und 30 Prozent vor. Atkins empfiehlt sehr wenig Kohlenhydrate und mehr Proteine und Fette. Andere Diäten wie etwa die Pritikin-Diät (80 Prozent, 10 Prozent und 10 Prozent) sowie die Ornish-Diät (85 Prozent, 10 Prozent und 5 Prozent) raten zu einem hohen Kohlenhydratanteil bei relativ geringer Protein- und Fettaufnahme. Sie alle sind meiner Meinung nach nicht mehr zeitgemäß. Ich hingegen empfehle eine Verteilung von 55 Prozent Kohlenhydrate, 30 Prozent Proteine und 15 Prozent Fette. Die im hinteren Teil des Buchs vorgestellten Rezepte folgen diesen Zahlen und entsprechen natürlich auch den fünf zuvor ausgeführten Kriterien. Die Formel 55/30/15 berücksichtigt den vom Gesundheitsministerium empfohlenen Kohlenhydrat-Richtwert, gibt jedoch abweichende Protein- und Fettwerte vor. Aber diese Prozentzahlen müssen Sie sich nicht merken.

Wie ich bereits zu Beginn dieses Kapitels erwähnt habe, wird bei der 5-Faktor-Ernährung nicht grammweise abgewogen, es werden keine Kohlenhydrate und Kalorien gezählt – es sei denn, das macht Ihnen Spaß. Stattdessen möchte ich Ihnen vermitteln, wie Sie Ihre Mahlzeiten einfach nach Augenmaß zusammenstellen und trotzdem sicher sein können, dass die drei Hauptnährstoffe ungefähr den genannten Richtwerten 55/30/15 entsprechen.

HOCHWERTIGE PROTEINE

Die Aufnahme hochwertiger Proteine ist aus viererlei Gründen ein Schlüsselfaktor des 5-Faktor-Ernährungsplans. Erstens ist es für unseren Körper sehr viel schwieriger, Proteine in Fettreserven umzuwandeln als Kohlenhydrate und Fette. Normalerweise assimiliert unser Körper Proteine, das heißt, er wandelt sie in Körpergewebe um oder er scheidet sie wieder aus.

Der zweite Grund für die Aufnahme von Proteinen ist die Tatsache, dass unser Körper Proteine nicht »lagern« und später darauf zurückgreifen kann, wie es bei Fetten und Kohlenhydraten der Fall ist. Das bedeutet, dass wir mit jeder Mahlzeit ausreichend Proteine zu uns nehmen müssen, damit der Körper nicht gezwungen ist, Muskelmasse oder Organe anzugreifen, um seinen Proteinbedarf zu befriedigen.

Der dritte Grund für regelmäßige Proteinaufnahme ist die positive Wirkung auf den Stoffwechsel, der dadurch angetrieben wird. In jüngster Zeit haben zahlreiche Studien ergeben, dass die Proteinaufnahme den Stoffwechsel auf Trab bringt. Auf lange Sicht betrachtet kann dies deutliche Auswirkungen auf die Körperproportionen haben, insbesondere bei Personen, die immer viel gegessen haben. Reduziert man die Kalorienzufuhr und steigert gleichzeitig das körperliche Training, sorgen die mit den Mahlzeiten aufgenommenen Proteine dafür, dass weder Muskelmasse noch Organe abgebaut werden. Der vierte und letzte Grund ist das Sättigungsverhalten. Proteine verursachen ein Sättigungsgefühl. Im Gegensatz zu einfachen Kohlenhydraten können Proteine das Hungergefühl drosseln. Isst man ein Brot ohne proteinhaltigen Belag (zum Beispiel Käse, Fleisch oder Nussbutter), fühlt man sich bei Weitem weniger satt. Nicht alle Proteine sind gleich – das müssen Sie bei der Wahl der Lebensmittel berücksichtigen. Zwei Schlüsselfaktoren bestimmen die Qualität eines Proteins. Der erste Schlüsselfaktor ist die Bioverfügbarkeit. Die Bioverfügbarkeit ist die Messgröße für den Anteil, in dem ein bestimmtes Protein vom Körper aufgespalten, aufgenommen (absorbiert) und in Körpergewebe umgewandelt (assimiliert) wird.

Je größer die Bioverfügbarkeit eines Proteins ist, des-to geringer ist der Anteil, der den Körper durchläuft, ohne aufgenommen zu werden, und schließlich ausgeschieden wird. Das hochwertigste Protein ist in Molke enthalten. Molke, auch Käsewasser genannt, ist die wässrig-trübe Restflüssigkeit, die bei der Käseherstellung entsteht. Molke setzt sich zum Beispiel auch auf der Oberfläche von Joghurt ab. Wenn Sie also den nächsten Joghurtbecher öffnen, gießen Sie diese Flüssigkeit nicht ab, sondern rühren Sie sie unter den Joghurt. Der Molke folgen Eier, Milch, Eiweiß, tierisches Eiweiß (Geflügel, Fisch, Rind), Soja und pflanzliches Eiweiß. Der zweite Schlüsselfaktor, der die Qualität von Proteinen bestimmt, ist das Maß, in dem das Protein komplett ist. Ein so genanntes »komplettes« Protein enthält alle essenziellen Aminosäuren. Stellen Sie sich ein Protein als einen Zug und die Aminosäuren als Waggons vor – denn nichts anderes ist ein Protein: eine Aneinanderreihung oder Kette von Aminosäuren. Es gibt 21 Aminosäuren, von denen der Körper einen Großteil selbst herstellen kann. Aber eben nur den Großteil, nicht alle. Diese acht Aminosäuren, die unser Körper nicht selbst herstellen kann, müssen wir ihm über die Nahrung zuführen – man nennt sie essenzielle Aminosäuren. Besitzt ein Protein alle acht essenziellen Aminosäuren, ist es komplett. Bei pflanzlichen Proteinen fehlen meistens eine oder mehrere Aminosäuren. Aus diesem Grund und weil sie außerdem eine größere Bioverfügbarkeit aufweisen, gehören zu einer ausgewogenen Ernährung tierische Proteine, wie sie in Geflügel (Hähnchen), Fisch, Rindfleisch, Meerestieren, Eiern und Milchprodukten (Milch, Käse, Joghurt und Frisch- bzw. Hüttenkäse) enthalten sind.

Allerdings muss man bei dem Genuss tierischer Eiweißlieferanten stets den Fettgehalt im Auge behalten. Eine gesunde Ernährung umfasst einen gewissen Fettanteil, doch tierische Fette sind immer mit Vorsicht zu genießen, da es sich um gesättigte Fette handelt, die zu einem Arterienverschluss führen können. Versuchen Sie also mit jeder Mahlzeit »saubere« Proteine zu sich zu nehmen, also tierische Proteine, die möglichst wenig Fett enthalten. Nein, es müssen natürlich nicht zehn Eiweiße oder zwei Hähnchenbrustfilets sein, wie es bei Bodybuildern der Fall ist, aber zwischen 30 und 50 Prozent Ihrer Mahlzeit sollten aus hochwertigen Proteinen bestehen.

5-FAKTOR-PROTEIN

Frühstücksspeck (Bacon) und Eier, gebratenes Hähnchen und Wurst besitzen viele Proteine, aber auch viel Fett, und ein Großteil davon sind gesättigte Fettsäuren, die zu Arterienverschluss führen können. Achten Sie darauf, dass bei jeder Ihrer Mahlzeiten eine der unten aufgeführten Zutaten mit von der Partie ist:

→ **Hähnchen (weißes Brustfleisch ohne Haut)**
gegrillt (im Ofen oder auf dem Grill), in der Pfanne gebraten, aus der Mikrowelle

→ **Fisch**
(aus der Dose, Filets, Steaks oder roh)
Thunfisch- oder Lachssalat
(mit stark fettreduzierter Mayonnaise)
gegrilltes oder gebratenes Fischfilet/
Thunfischsteak
Sashimi, Tatar oder Ceviche (mariniert)

→ **Eiweiß**
Omelett, Rührei, hart gekochtes Ei

→ **Hüttenkäse (fettarm)**
pur oder mit Beeren

→ **vegetarischer Fleischersatz**
vegetarische Hotdogs, Wurst, vegetarisches Hack, vegetarischer Frühstücksspeck (Bacon)

→ **Molke-Protein-Shakes**
(zuckerreduziert, zuckerfrei)
mit kaltem Wasser (nicht mit Milch!) zubereitet, mit Eiswürfeln und Obst verfeinert

→ **rotes Fleisch**
(mageres Rinderhack/Rindersteak)
gegrillt, in der Pfanne gebraten, in der Mikrowelle gegart

→ **Pute/Truthahn**
(weißes Brustfleisch ohne Haut)
gegrillt, in der Pfanne gebraten, in der Mikrowelle gegart

→ **Meeresfrüchte**
Hummer, Muscheln, Garnelen, Shrimps

→ **Wild**
Reh, Strauß

NIEDRIG-GLYKÄMISCHE KOHLENHYDRATE

Wenn wir zu viele Kohlenhydrate zu uns nehmen, tritt eine der folgenden vier Möglichkeiten ein: Die Kohlenhydrate werden als sofort verfügbare Energiequelle genutzt (das ist beispielsweise der Fall, wenn Langstreckenläufer mit Energy-Drinks ihr Glukoselevel im Blut erhöhen), die Kohlenhydrate werden in Form von so genanntem Glykogen gespeichert, die Kohlenhydrate werden ausgeschieden (das ist der Fall, wenn sie einen hohen Ballaststoffanteil enthalten) oder die Kohlenhydrate werden aufgespalten und in Form von Fettreserven gespeichert.

Der glykämische Index (GI) ist die Maßzahl zur Bestimmung der Wirkung eines kohlenhydrathaltigen Lebensmittels auf den Blutzuckerspiegel. Ursprünglich wurde die Maßzahl für Diabetes-Typ-2-Betroffene entwickelt. Lebensmittel wie weißes Brot und Raffinadezucker stehen ganz oben auf der Index-Liste, was bedeutet, dass sie einen Wert von 100 haben. Nimmt man diese Lebensmittel zu sich, schnellt der Blutzuckerspiegel binnen kürzester Zeit in die Höhe. Mit diesem schlagartigen Anstieg des Blutzuckerspiegels ist eine entsprechende Insulinausschüttung verbunden – und das Vorhandensein von Insulin führt dazu, dass Kohlenhydrate im Körper als Fett gespeichert werden. Eine chronisch hohe Insulinkonzentration im Blut (die so genannte Hyperinsulinämie) kann zu Diabetes-Typ-2, Fettsucht und sogar Herzerkrankungen führen. Also müssen wir das langfristige Ziel haben, unseren Insulinspiegel durch die Aufnahme von Lebensmitteln mit einem niedrigen glykämischen Index zu senken und somit eine Gewichtszunahme zu verhindern.

Lebensmittel, die nach der Aufnahme vom Körper schnell aufgespalten werden, haben typischerweise einen hohen glykämischen Index, während jene, die langsamer verdaut werden, in der Regel einen niedrigeren glykämischen Index aufweisen. Deshalb bekommen Sie nicht so schnell wieder Hunger, nachdem Sie eine Portion Hüttenkäse und einen Apfel gegessen haben. Entscheiden Sie sich jedoch für ein paar Scheiben weißen Toast oder gar einen Bagel, der außerdem eine Kalorienbombe ist, sind Sie nicht halb so lange satt! Wenn Sie sich von Lebensmitteln mit niedrigem GI ernähren, tritt das Sättigungsgefühl schneller ein und hält außerdem länger an. Die Folge: Man überisst sich nicht und isst außerdem gesünder. Niedrig-glykämische Lebensmittel erzeugen keine Blutzuckerspitzen, sondern sorgen für eine beständige Energiezufuhr. Zwei meiner Brüder leiden unter Diabetes-Typ-1. Wenn sie nicht ständig kleine Mahlzeiten zu sich nehmen, reagieren sie mit starker Reizbarkeit, irrationalem Verhalten und Konzentrationsschwäche. Und genau das widerfährt Personen, die eine Low-Carb-Diät einhalten. Viele von uns kennen das Phänomen der Unterzuckerung, das eintritt, wenn wir lange nichts gegessen haben.

Protein und Fett senken den glykämischen Index, während Zucker ihn steigen lässt. Das bedeutet, dass Sie bei einer Diät zur Gewichtsabnahme Ihren Zuckerkonsum reduzieren müssen. Zucker enthält nicht nur viele überflüssige Kalorien, sondern lässt auch den Insulinspiegel ansteigen und sättigt nur für eine sehr kurze Dauer. Es ist ein grober Irrtum zu glauben, es sei egal, ob man seinem Körper 100 Kalorien in Form von Bonbons oder in Form eines Apfels zuführt!

Vielen erscheint der glykämische Index kompliziert, doch die zugrunde liegenden Prinzipien sind sehr einfach. Die folgenden Kriterien tragen zu einem niedrigen glykämischen Index und einem stabilen Blutzuckerspiegel bei:

→ **Ballaststoffe**
Sie verhindern, dass Kohlenhydrate zu schnell abgebaut bzw. verdaut werden
(siehe auch Seite 100).

→ **Reife**
Reifes Obst und Gemüse haben einen höheren Zuckergehalt als unreifes. Eines meiner Lieblings-Thaigerichte ist Hähnchenbrust mit grünem – also unreifem – Mangosalat.

→ **Art der Stärke**
Ersetzen Sie – wann immer möglich – hochraffiniertes Getreide (weißes Mehl) und Cerealien durch die entsprechenden Vollkornvarianten. Linsen, Wildreis und Quinoa gehören zu meinen »Lieblingskörnern«.

→ **Fette und Säuren**
Je mehr Fette oder Säuren ein Nahrungsmittel enthält, desto langsamer werden die Kohlenhydrate in Zucker umgewandelt und vom Blut aufgenommen. Das ist der Grund, weshalb Grapefruits und Kirschen die beiden Obstsorten mit dem niedrigsten glykämischen Index sind.

→ **Fest, nicht weich**
Gemüse und stärkehaltige Knollen wie Süßkartoffeln gerade bissfest garen, auf keinen Fall weich verkochen lassen.

Die folgende Tabelle gibt Ihnen einen Überblick über die Nahrungsmittel mit hohem, mittlerem und niedrigem glykämischem Index. Nahrungsmitteltabellen im Internet (zum Beispiel www.glyx-tabelle.de oder www.gesuender-abnehmen.com) bieten weitere Werte. Noch einmal zur Erinnerung: Je niedriger der glykämische Index, desto besser ist das Nahrungsmittel in Sachen Gewichtsmanagement geeignet.

»Gute« GI-Lebensmittel (niedriger bis mittlerer GI)
Äpfel
eiweißreiche Cerealien
fettarmer Joghurt
Gemüse (fast alle Sorten)
Kirschen
weißmehlfreies Brot
Haferflocken

»Schlechte« GI-Lebensmittel (hoher GI)
Bananen
Kartoffeln
Popcorn/Puffreis
Trockenfrüchte
Wassermelone
Weißbrot
Weizenmehl

DIE VERGESSENEN KOHLENHYDRATE: OBST UND GEMÜSE

Immer mehr Menschen haben immer weniger Zeit zum Essen. Sie essen unterwegs und diese Mahlzeiten sind meistens ausgesprochen protein- oder fettreich; oft sind es Fertiggerichte. Frisches Obst und wertvolles Gemüse stehen kaum noch auf dem Speiseplan. Diesem Trend muss entgegengewirkt werden – jedenfalls sollten Sie das für sich tun!

Warum? Ganz einfach aus Gründen der Gesundheit. Obst und Gemüse enthalten essenzielle Mineralien, Vitamine, Ballaststoffe, nützliche Kohlenhydrate und Phytochemikalien, die auch sekundäre Pflanzenstoffe genannt werden. Der Genuss von Obst und Gemüse senkt Ihr Risiko, an bestimmten Krebsarten, an Schlaganfall, Herzerkrankungen und hohem Blutdruck zu erkranken. Außerdem trägt der Verzehr von Obst und Gemüse aus mehreren Gründen zur Gewichtsabnahme bei. Erstens: Obst und Gemüse sind immer zur Hand. Man kann sie überall kaufen und überall verzehren und muss nicht auf das allgegenwärtige Fast Food zurückgreifen. Zweitens: Obst und Gemüse enthalten viele Ballaststoffe. Drittens: Obst und Gemüse haben einen niedrigen glykämischen Index. Viertens: Obst und Gemüse enthalten viel Wasser und nehmen deshalb im Magen relativ viel Raum ein, ohne jedoch viele Kalorien zu liefern. Fünftens: Wenn Obst und Gemüse einen großen Teil Ihrer Mahlzeiten ausmachen, verzichten Sie ganz automatisch auf weniger wertvolle Lebensmittel. Wenn Sie als Zwischenmahlzeit ein Stück Papaya zu sich nehmen, verzichten Sie ganz von selbst auf den Schokoriegel; wenn Sie als Nachtisch Trauben essen, umgehen Sie das Stück Kuchen. Und der Schokoriegel und das Stück Kuchen sind auch plötzlich gar nicht mehr gefragt, wenn Ihre Geschmacksknospen erst einmal darauf gekommen sind, dass es nichts Besseres gibt als saftiges Obst und knackiges Gemüse. Sechstens: Es gibt Hunderte von Obst- und Gemüsesorten. Sie müssen sich nicht auf Äpfel und Orangen, Brokkoli und Salat beschränken. Probieren Sie immer wieder neue Obst- und Gemüsesorten aus, fragen Sie Ihren Obsthändler nach der frischesten Ware und lassen Sie sich beraten. Versuchen Sie, täglich ein bis zwei Obst- oder Gemüsemahlzeiten in Ihren Speiseplan zu integrieren.

BALLASTSTOFFE

Ballaststoffe tragen dazu bei, den Blutzuckerspiegel konstant zu halten. Ballaststoffe drosseln die Verdauungsgeschwindigkeit einer Mahlzeit und sorgen dafür, dass der Körper sukzessive und beständig mit Energie versorgt wird. Ballaststoffe verursachen außerdem ein Sättigungsgefühl. Und wir brauchen dieses Sättigungsgefühl, um uns körperlich wohl zu fühlen. Wenn wir Mahlzeiten zu uns nehmen, die uns nicht sättigen, greifen wir zwischendurch zwangsläufig auf ungesunde Snacks zurück.

Der gesundheitliche Nutzen von Ballaststoffen ist gründlich erforscht. Untersuchungen haben gezeigt, dass eine ausreichende Ballaststoffaufnahme zahlreichen Krankheiten vorbeugt, zum Beispiel Herzerkrankungen, Diabetes, Darmerkrankungen und bestimmten Krebsarten. Außerdem kann eine ballaststoffreiche Ernährung zu einer Senkung des Cholesterinspiegels im Blut führen.

Ballaststoffe sind im Wesentlichen Kohlenhydrate, die vom Körper nicht verdaut werden. In allen pflanzlichen Nahrungsmitteln wie Obst, Gemüse und Getreidekörnern sind sie enthalten. Tierische Nahrungsmittel wie Milchprodukte, Fleisch, Fisch, Geflügel etc. enthalten hingegen keine Ballaststoffe.

Man unterscheidet lösliche und unlösliche Ballaststoffe. Unlösliche Ballaststoffe werden im menschlichen Körper nicht aufgespalten und unverändert wieder ausgeschieden; sie regen die natürliche Darmtätigkeit an und sorgen für eine gesunde, regelmäßige Verdauung. Sie sind in Vollkornprodukten, Gemüse, Weizenkleie, Nüssen und Bohnen enthalten. Lösliche Ballaststoffe binden Stoffwechselprodukte im Verdauungstrakt und sorgen für deren Ausscheidung. Auf diese Weise schützen sie vor schädlichem Cholesterin, Herzerkrankungen und Darmkrebs. Lösliche Ballaststoffe sind in Haferflocken (insbesondere in Haferkleie), in Gerste, Bohnen, Linsen, Erbsen, Nüssen, Samen, Äpfeln und anderen Obstsorten sowie in Gemüse enthalten.

BALLASTSTOFFREICHE 5-FAKTOR-LEBENSMITTEL

Es wird empfohlen, täglich 20 bis 35 Gramm Ballaststoffe zu sich zu nehmen – viele erreichen jedoch nur die Hälfte dieses Werts. Hier einige Tipps, wie Sie Ihre Ernährung ballaststoffreicher gestalten können:

→ Nehmen Sie zum Frühstück nur Vollkorn-Cerealien zu sich.

→ Essen Sie ganze Früchte (wenn möglich, mit Schale), anstatt Fruchtsäfte zu konsumieren.

→ Ersetzen Sie weißes bzw. helles Brot durch Vollkornbrot.

→ Kochen Sie Reis, Nudeln und Kartoffeln eher kurz, sodass die Lebensmittel noch Biss haben.

→ Verzehren Sie als Zwischenmahlzeit rohes Gemüse (wenn möglich mit Schale). Verzichten Sie auf Süßes, Chips, Cracker etc.

→ Ersetzen Sie in Suppen und Eintöpfen das Fleisch ab und an durch fettarme Gemüsesorten wie Bohnen oder Linsen. Oder reduzieren Sie die im Rezept angegebene Fleischmenge um zwei Drittel und verwenden Sie stattdessen Gemüse.

Prinzipiell gilt: Nehmen Sie Ballaststoffe bevorzugt über frisches Obst und Gemüse auf als über Ballaststoffpulver und andere Nahrungsergänzungsmittel.

STREICHEN SIE »SCHLECHTE FETTE« UND REDUZIEREN SIE »GUTE FETTE«

Jahrzehntelang glaubten Ernährungswissenschaftler, dass man mehr Körperfett ansammelt, je mehr Fette man mit der Nahrung zu sich nimmt. Wir entwickelten eine wahre »Fett-Hysterie« und jeder Supermarktbesuch zeigt, dass diese Hysterie nach wie vor unvermindert tobt: Überall finden wir Lebensmittel, die als »fettreduziert« oder »fettarm« deklariert werden. Das Skurrile an dieser Situation: Obwohl diese Produkte mehr und mehr werden, nimmt die Bevölkerung im Durchschnitt immer mehr zu. Dazu muss man wissen, dass diese Produkte oftmals extrem viel Zucker enthalten, um den Geschmack zu verbessern, und dadurch mehr Kalorien haben als die einstige »fette« Variante, die sie ersetzen.

Diäten wie die Atkins- und die South-Beach-Diät haben diese Formel erfolgreich aufgegriffen und den Abnehmwilligen eine fettreiche Ernährung empfohlen – hauptsächlich deshalb, weil man sich mit einer fettreichen Ernährung satt fühlt. Doch viele Anhänger der »Low-Carb-/High-Fat«-Diäten sind den Weg der erfolgreichen »Low-Fat-/High-Carb«-Fans gegangen: Gewichtsverlust in kurzer Zeit (hauptsächlich bedingt durch weniger Kalorien), Unzufriedenheit wegen des ausbleibenden Erfolgs, was schließlich zum Abbruch der Diät führte. Das Ergebnis: Der umgekehrte Weg, also eine vermehrte Aufnahme von Fett mit dem Ziel, Gewicht zu verlieren, funktioniert auch nicht. Erstens besitzen Fette eine doppelt so hohe Kaloriendichte wie Kohlenhydrate und Proteine – deshalb sollte man ein Interesse daran haben, den Verzehr von Fetten zu beschränken. Zweitens ist eine übertriebene Fettaufnahme schlicht und einfach gefährlich, weil sich dadurch das Risiko einer degenerativen Krankheit wie Herzerkrankungen oder Arthritis erhöht sowie die Gefahr, an Krebs, Gefäßerkrankungen (Nieren- und Leberversagen, Schlaganfall) oder Herzinfarkt zu erkranken. Auch Akne kann sich infolge einer zu fettreichen Ernährung einstellen.

Jüngere Untersuchungen haben ergeben, dass bestimmte Fette an der Entstehung bestimmter Krankheiten beteiligt sind. Gesättigte Fette und insbesondere die sogenannten Transfette wirken sich negativ auf den Cholesterinspiegel im Blut aus und ebnen den Weg für Herzerkrankungen.

Zu den gesättigten Fetten zählen die meisten tierischen Fette (Fleisch, Vollmilchprodukte, Butter, Eigelb) ebenso wie bestimmte Pflanzenfette (Kokosnuss-, Nuss- und Palmöl). Beide Fettarten führen zu einer Erhöhung sowohl des »guten« HDL- wie auch des »schlechten« LDL-Cholesterins. HDL steht für »high density lipoproteins« und sorgt dafür, dass überschüssiges Cholesterin im Blut nicht in den Herzkranzgefäßen abgelagert wird. LDL steht für »low density lipoproteins« und sorgt dafür, dass Cholesterin von der Leber in den restlichen Körper transportiert wird und sich an den Wänden der Herzkranzgefäße festsetzen kann. Transfette, die in Margarine und Pommes frites enthalten sind, wirken noch negativer, da sie nicht nur dem »schlechten« Cholesterin Vorschub leisten, sondern zugleich das »gute« Cholesterin senken.

Manche Fettarten können indes zuträglich sein, weil sie den Cholesterinspiegel im Blut verbessern. Es handelt sich dabei um (einfach oder mehrfach) ungesättigte Fette, die in vielen Pflanzen (Pflanzenölen, Nüssen und Samen) enthalten sind. Darüber hinaus sind jene Fette wertvoll, die die wichtigen Omega-3-Fettsäuren (besonders in Lachs und Flachssamen) enthalten. Sie werden beispielsweise zum Aufbau von Nervengewebe gebraucht. Die meisten US-amerikanischen Diäten vernachlässigen diese Fette sträflich oder meiden sie sogar gänzlich. Es ist zum Beispiel ausreichend, wenn Sie einmal pro Woche Lachs essen (kaufen Sie Wildlachs, denn dieser enthält weitaus weniger Schwermetalle, wie sie in Zuchtlachs oft gefunden werden).

Die 5-Faktor-Diät ist so aufgebaut, dass Sie nur wenig gesättigte Fette und ein moderates Maß an ungesättigten Fetten zu sich nehmen, um ein befriedigendes Geschmackserlebnis sowie ein Sättigungsgefühl zu erlangen. Beim Einkauf von Fleisch und Milchprodukten sollten Sie die fettarmen Varianten wählen.

KAMPF DER FETTE – GUT GEGEN BÖSE

Gesättigte Fette können zu zahlreichen Gesundheitsproblemen führen – nehmen Sie also so wenig wie möglich davon zu sich. Wählen Sie stattdessen ungesättigte Fette in vernünftigen Mengen, um Ihren Cholesterinspiegel niedrig zu halten und Ihren Appetit zu stillen. Häufig können Sie die »schlechten« gesättigten Fette durch »gute« ungesättigte Fette ersetzen: Verwenden Sie zum Braten nicht Butterschmalz, sondern Oliven- oder Rapsöl. Bei Margarine sollten Sie die im Reformhaus erhältliche, »gute« Variante bevorzugen, die oft auch noch Omega-3-Fettsäuren enthält – lassen Sie sich beraten!

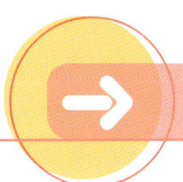

»Gute Fette«

Einfach ungesättigt:

Avocado, Rapsöl, die Mehrheit der in Nüssen enthaltenen Fette (Mandeln, Cashew-, Pekan- und Erdnüsse), Olivenöl und Oliven, Erdnussbutter und -öl, Sesamsamen

Mehrfach ungesättigt:

Maisöl, Baumwollsaatöl, Färberdistelöl, Sojaöl, Sonnenblumenöl, Walnüsse, Kürbis- und Sonnenblumenkerne, Mayonnaise, Salat-Dressings, Omega-3-Fettsäuren (in Thunfisch, Sardinen, Lachs, Flachssamen etc.)

»Schlechte« Fette

Gesättigt (sehr wenig essen):

Vollmilch, Butter, Käse, Eiscreme, fetthaltiges rotes Fleisch, Schokolade, Kokosnüsse, Palmenöl, Geflügelhaut

Transfette (ganz vermeiden):

Die meisten Margarinesorten, pflanzliche Back- und Frittierfette, alle gehärteten Fette (auch teilweise gehärtete Pflanzenöle), kommerziell hergestellte Backwaren, Fast Food, Fertiggerichte (ganz gleich, ob sie aus dem Supermarkt oder dem Fast-Food-Restaurant stammen, zum Beispiel Pommes frites)

ZUCKERFREIE GETRÄNKE

Sie wissen es bereits: Eigentlich sollten Sie nur Wasser trinken – laut der Standard-Richtlinien zwei Liter pro Tag, bei schweißtreibender körperlicher Anstrengung und bei heißem und/oder trockenem Klima entsprechend mehr. Aber wussten Sie schon, dass Wassertrinken Ihnen beim Abnehmen hilft? Wasser gibt Ihnen zwischen den Mahlzeiten ein Sättigungsgefühl – ganz ohne Kalorien! Unser Magen besitzt Sensoren, die bei Flüssigkeit schneller reagieren und ein Sättigungsgefühl auslösen. Deshalb macht uns Suppe satter als feste Mahlzeiten. Mit einem Stück Zitrone schmeckt Wasser gleich viel interessanter. Es gibt Hinweise darauf, dass Durst vom menschlichen Gehirn als Lust auf Süßes gedeutet werden kann. Das ist eine Art »Fehlschaltung«. Wenn Sie sich nach etwas Süßem sehnen, greifen Sie nach einem zuckerfreien Drink. Empfehlenswert sind auch zuckerfreie, mit Aroma versetzte Mineralwässer oder ungesüßter Eistee. Am besten ist natürlich naturbelassenes Mineralwasser, mit oder ohne Kohlensäure. Magermilch ist ein perfekter Snack für zwischendurch. Leiden Sie unter Laktoseintoleranz? Es gibt auch fettreduzierte laktosefreie Milch. Gelegentlich können Sie auch eine Diätlimonade trinken, die weder Koffein noch künstliche Farbstoffe enthält.

WELCHE GETRÄNKE SOLLTEN SIE MEIDEN?

Alle Getränke mit Zucker und/oder vielen Kalorien sollten Sie aus Ihrem Kühlschrank verbannen. Säfte enthalten beispielsweise viele Kalorien und sollten gemieden werden; Milch enthält Fett (ausgenommen Magermilch) und sollte ebenso gemieden werden; Sojamilch ist oft fett und mit Zucker gesüßt – lesen Sie daher die Packungsaufschrift immer aufmerksam durch. Energy-Drinks liefern jede Menge Kalorien, die Sie nicht brauchen, solange Sie keine athletischen Anstrengungen leisten. Kaffee-to-go kann auch eine getarnte Kalorienbombe sein, denn Kaffee ist oft nur der geringste Bestandteil im Pappbecher. Ebenfalls kalorienreich und oft nur scheinbar gesund sind bestimmte Saft-Shakes, die nicht mit dem reinen Fruchtzucker auskommen, sondern denen Zucker beigefügt wurde. Außerdem enthalten solche Säfte oder Shakes oft keine Ballaststoffe, da diese beim Pressvorgang im Trester zurückbleiben. Auch die Vitamine und Mineralstoffe halten sich in manchen »Frucht-Drinks« sehr in Grenzen – also genau jene Bestandteile, die das Obst erst wertvoll und gesund machen.

Viele Menschen hätten weitaus geringere Gewichtsprobleme, wenn sie die Finger von solchen Getränken ließen. Ohne Probleme kann man durch die falschen Getränke täglich mehrere hundert überflüssige Kalorien zu sich nehmen.

Auf der nächsten Seite finden Sie eine Liste beliebter Getränke. Wenn Sie einmal pro Woche jedes dieser Getränke zu sich nehmen würden, entspräche das wöchentlich rund 2000 Kalorien, die Sie durch den Verzicht sparen könnten. In einem Jahr hätten Sie rund 100 000 Kalorien gespart. Da 3600 Kalorien einem Pfund Körperfett entsprechen, hätten Sie auf diese Weise 28 Pfund Körperfett gespart! Verstehen Sie jetzt, warum ich für zuckerfreie Getränke plädiere?

Getränke	Kilokalorien (kcal)
Gatorade (400 ml)	100 kcal
Wein (125 ml)	100 kcal
Orangensaft (200 ml)	110 kcal
Reismilch (200 ml)	120 kcal
Bier (300 ml)	150 kcal
Coca-Cola (400 ml)	180 kcal
Gin Tonic (50 ml Gin)	210 kcal
White Chocolate Mocha (400 ml)[3]	450 kcal
Schoko-Eis-Shake (400 ml)[4]	600 kcal

[3] aus dem Coffeeshop
[4] aus dem Fast-Food-Restaurant

DER MOGELTAG

Machen Sie den Sonntag zu Ihrem Mogeltag, an dem Sie alles essen dürfen, was Sie wollen. Versuchen Sie trotzdem, die fünf Mahlzeiten einzuhalten – denn dann werden Sie nicht zu viel essen. Ich habe die Erfahrung gemacht, dass der wöchentliche Mogeltag die Disziplin an den sechs übrigen Tagen enorm stärkt. Es ist gut zu wissen, dass man nicht auf alles verzichten muss. Und wenn Sie dann so richtig geschlemmt haben – vielleicht ein Riesenstück Kuchen oder ein gigantisches Steak –, merken Sie vielleicht, dass diese Art von Essen gar nicht so lecker ist, wie Sie immer dachten, und Ihnen vielleicht auch gar nicht gut bekommt. Und möglicherweise hilft Ihnen diese Erfahrung in der folgenden Woche.

Außerdem ist es weniger schlimm, mal einen Tag über die Stränge zu schlagen, als sich an allen anderen Tagen mehr oder weniger schlecht zu ernähren – und genau das tun die meisten Menschen. Ein Tag pro Woche mit schlechter Ernährung ist in Ordnung, doch was wirklich schlimm ist, sind schwere, fettige Mahlzeiten Tag für Tag, bis man gar nicht mehr weiß, was gute und richtige Ernährung eigentlich ist.

Ernährung: Fragen und Antworten

Gibt es Brotsorten mit niedrigem glykämischem Wert, die ich während dieses Programms essen kann, ohne dabei ein schlechtes Gewissen zu haben?

Ja, gibt es. Wichtig ist, dass das Brot kein weißes Mehl enthält, sondern aus Vollkornmehl gebacken ist. Weißes Mehl geht sofort als Zucker ins Blut über und ist bei einer Diät verheerend. Aus Vollkornmehl hergestelltes Brot ist wesentlich wertvoller – sei es aus Roggen oder Weizen; auch Pumpernickel, ein Vollkornbrot aus Roggenschrot, ist empfehlenswert, da es vom Körper nicht so schnell aufgespalten wird wie Brot aus weißem Mehl. Außerdem schmeckt Vollkornbrot sehr gut. Allerdings sollten Sie nicht mehr als eine Scheibe pro Mahlzeit davon verzehren, denn ich möchte Sie ja schließlich dazu bringen, von Ihren alten Essgewohnheiten Abschied zu nehmen. Doch Sie werden schnell bemerkten, dass eine Scheibe dieses wertvollen Brotes ausreichend sättigt. Also: Schluss mit Toast zum Frühstück und Sandwiches zum Mittagessen! Probieren Sie auch mal Vollkornreiswaffeln als »Transportmittel« für Ihre Proteine – zusammen mit Hähnchen- oder Putenbrustfilet, fettreduziertem Käse, vegetarischem Fleischersatz oder Eiweiß sind sie eine köstliche Mahlzeit. Vollkornreiswaffeln sind luftig-leicht und knusprig und füllen Ihren Magen, ohne Ihren Körper mit zusätzlichen Kalorien oder extra Kohlenhydraten zu belasten; eine Reiswaffel hat im Durchschnitt nur etwa 40 Kalorien und 7,5 Gramm Kohlenhydrate. Achten Sie jedoch darauf, dass die Waffeln keinen Zucker enthalten und ausschließlich aus Vollkornreis hergestellt wurden, der einen niedrigeren glykämischen Index hat.

Auf einer Verpackung habe ich den Begriff »Netto-Kohlenhydrate« entdeckt. Was bedeutet dieser Ausdruck? Sind Netto-Kohlenhydrate positiv?

Netto-Kohlenhydrate sind ein Nebeneffekt der Low-Carb-Bewegung. Netto-Kohlenhydrate sind alle in einem Nahrungsmittel enthaltenen und in Gramm angegebenen Kohlenhydrate abzüglich jener Kohlenhydrate, die sich kaum oder gar nicht auf den Blutzu-ckerspiegel auswirken. Netto-Kohlenhydrate sind also jene Kohlenhydrate, die vom Körper umgewandelt und aufgespalten werden können und so auch automatisch Blutzucker bilden. Produkte, die Ballaststoffe, Zuckeralkohol (Mannit, Sorbit, Xylit, Lactit, Isomalt, Maltit und HSH), Polydextrose und Glyzerin enthalten, wirken sich beispielsweise nur minimal auf den Blutzucker aus. Netto-Kohlenhydrate sind also geringer als die gesamten, in einem Lebensmittel enthaltenen Kohlenhydrate. Da Kohlenhydrate in letzter Zeit regelrecht verteufelt wurden, haben sich Nahrungsmittelhersteller damit beholfen, dass sie den Begriff »Netto-Kohlenhydrate« etabliert haben. Oft wird er in Verbindung mit einer einstelligen Zahl genannt: »Nur 7 Netto-Kohlenhydrate!« Kritiker hingegen wenden ein, dass Kohlenhydrate Kohlenhydrate sind und dass bei erhöhtem Blutzuckerspiegel jede Art von Kohlenhydraten zu Fetteinlagerungen führen – ganz gleich, ob sie den Blutzuckerspiegel eher erhöhen oder eher senken. Auch produzieren Produkte, die Zuckeralkohol enthalten, unerwünschte Nebeneffekte wie Blähungen.

Auf den vorigen Seiten ist Ihnen wahrscheinlich klar geworden, warum ich mit dem glykämischen Index (GI) von Lebensmitteln arbeite; ebenso wie der Ballaststoffanteil von Lebensmitteln wirkt sich der GI im 5-Faktor-Ernährungsplan in Form einer Blutzuckerkontrolle aus. Daraus folgt, dass die empfohlenen 5-Faktor-Lebensmittel und -Rezepte mit dem »Netto-Kohlenhydrate«-Etikett ausgezeichnet werden können, und das glücklicherweise ohne den Zusatz von solch schrecklich schmeckenden und unnatürlichen Zutaten wie Zuckeralkohol oder Glyzerin.

Sollte ich vor und nach dem Training beim Essen etwas Spezielles beachten?

Nein, machen Sie es sich so einfach wie möglich. Halten Sie die fünf Mahlzeiten pro Tag ein und achten Sie nur darauf, dass Sie mit dem Training frühestens eine Stunde nach der letzten Mahlzeit beginnen. Wenn Sie weniger als eine Stunde nach dem Essen vergehen lassen, verarbeiten Sie mit dem Workout die Energie, die Sie mit der Mahlzeit sechs oder mehr Stunden zuvor zu sich genommen haben, nicht die der jüngsten Mahlzeit. Verspeisen Sie deshalb keinen 300-Kalorien-Energy-Riegel unmittelbar vor einem Workout, mit dem Sie 300 Kalorien verbrennen.

Welche Nahrungsbestandteile sollte ich meiden?

Die meisten schlechten Nahrungsbestandteile wie gesättigte Fette bzw. Transfette wie Butter sowie (teilweise) gehärtete Fette ebenso wie Zucker sollten nur einen minimalen Bestandteil Ihrer Ernährung ausmachen. Und nachdem Sie die vorangegangenen Seiten gelesen haben, verstehen Sie auch, warum. Doch es gibt noch einen weiteren Nahrungsmittelbestandteil, der sehr verbreitet ist, über den viele aber so gut wie nichts wissen und den man unbedingt vermeiden sollte: Maissirup. Maissirup (auch unter der Bezeichnung Maiszucker bekannt) ist ein Süßungsmittel, das aus Maisstärke hergestellt wird. In den USA wird die zu *High Fructose Corn Syrup* (HFCS) verarbeitete Variante als Süßungsmittel für Softdrinks, Fruchtsäfte, Kekse, Marmeladen, Brot, Eiscreme, Kuchen, Cracker, Nudelsoßen, Tiefkühlpizzas, Salat-Dressings etc. eingesetzt. Der aus Maisstärke gewonnene HFCS existierte vor 40 Jahren noch nicht – 2001 betrug der jährliche Pro-Kopf-Verbrauch in den USA sage und schreibe 62 Pfund. HFCS ist bei den Nahrungsmittelherstellern aus folgenden drei Gründen so beliebt: Erstens ist er süßer als raffinierter Zucker, also benötigt man bei der Nahrungsmittelproduktion geringere Mengen davon; zweitens ist HFCS wesentlich billiger herzustellen als Raffinadezucker, sodass die Nahrungsmittelhersteller auch hier profitieren. Und drittens löst sich HFCS in Getränken und festen Produkten wesentlich leichter auf als raffinierter Zucker.

Dass die Nahrungsmittelkonzerne HFCS so gerne einsetzen, versteht sich von selbst – und dass jeder, der an einer gesunden Ernährung interessiert ist, HFCS vermeidet, wo es nur geht, ist ebenso selbstverständlich! Metabolisch betrachtet, macht sich HFCS (dessen Zuckergehalt aus Fruktose besteht) im menschlichen Körper anders als Glukose bemerkbar – aber leider in einer deutlich negativeren Weise. Fruktose fördert in höherem Maß als Glukose die Fetteinlagerung und führt deshalb schneller zu Übergewicht. Untersuchungen haben außerdem ergeben, dass Fruktose ein hohes Level an Triglyzeriden aufweist, was wiederum das Risiko für Herzerkrankungen erhöht. Wie gesagt: Bis vor einigen Jahrzehnten gab es noch kein HFCS – doch jetzt müssen wir jedes Nahrungsmittel daraufhin unter die Lupe nehmen.

Sollte ich trotz ausgewogener Ernährung Nahrungsergänzungsmittel zu mir nehmen?

Diese Frage stellen mir viele meiner Kunden, denen es in erster Linie um den schnellen Gewichtsverlust geht. Meine Antwort ist immer dieselbe: Meiden Sie jedes Produkt, das Ihnen derartige Versprechungen macht. 90 Prozent aller Nahrungsergänzungsmittel funktionieren nicht – und die wenigen, die funktionieren, sind nicht selten mit erheblichen Gesundheitsrisiken verbunden. Im Klartext: Ich lehne jegliche stimulanzienbasierten Nahrungsergänzungsmittel ab – seien es sogenannte Energy-Booster-Drinks, Kapseln, Pulver oder Ähnliches.

Hier muss man Gewichtsverlust gut gegen mögliche Nebenwirkungen abwägen. Kreatin, Guarana, Ephedrin? Niemand will diese Produkte täglich zu sich nehmen – und das sagt schon einiges. Nachdem ich drei Jahre lang im Labor Ephedrin und seine Wirkungen erforscht habe, weiß ich, dass es funktioniert – dass es einen aber auch umbringen kann: Stellen Sie sich vor, Sie würden Ihr Auto im ersten Gang von Los Angeles nach New York treiben. Und so wirkt Ephedrin: Es lässt Ihren Körper auf viel zu hohen Touren drehen.

Es gibt einige Standard-Nahrungsergänzungsmittel, die ich jedem empfehlen kann und die sich für den täglichen Gebrauch eignen. Multivitamin- bzw. Mineralpräparate versorgen Sie mit allen notwendigen Vitaminen und Mineralstoffen, die Sie vielleicht nicht täglich mit der Nahrung aufnehmen. Männer sowie Frauen, die keine Menstruation mehr haben, sollten Präparate ohne Eisen wählen. Mit dieser Art der Ernährungsergänzung können Sie sich auf preisgünstige Weise absichern. Lassen Sie sich dazu von Ihrem Hausarzt beraten. Er weiß am besten, welche Vitamine und Mineralstoffe für Sie sinnvoll sind.

Ersatzmahlzeiten müssen zwar nicht sein, sind aber für Menschen, die viel arbeiten, viel unterwegs sind oder sich vegetarisch oder koscher ernähren, eine bequeme Alternative. Ersatzmahlzeiten sind ein schmackhafter, schneller und einfacher Weg, dem Körper die richtige Mischung aus Proteinen, Kohlenhydraten, Vitaminen und Mineralstoffen zuzuführen. Normalerweise sind sie als Portionsbeutel erhältlich und müssen nur noch mit Wasser angerührt werden. Diese Shakes sind in der Apotheke, im Reformhaus, in großen Kaufhäusern und über das Internet erhältlich.

Wenn Sie es sich noch einfacher machen wollen, können Sie auch auf bereits zubereitete Shakes zurückgreifen, die in Flaschen oder Dosen erhältlich sind. Suchen Sie nach einem Produkt, das weniger als fünf Gramm Zucker und nur sehr wenig bis gar kein Fett enthält. Oder verwenden Sie ein hochwertiges Weizenproteinpulver, das mit Wasser angerührt wird – natürlich mit geringem Zuckeranteil. Bereiten Sie es im Mixer mit Eis, kaltem Wasser und einer Handvoll Beeren zu – so bekommen Sie einen köstlichen, gesunden Snack oder einen Nachtisch.

Sollte ich mich langfristig mit meinem Koffeinkonsum zurückhalten?

Koffeinsucht ist die wildeste Sucht überhaupt. Coffeeshops sind allgegenwärtig, ein Abend im Nachtclub ohne Energy Drink ist für viele undenkbar – und unsere Koffeinsucht wird größer und größer. Klar, dass Koffein uns einen Schub gibt, wenn wir schlaff in den Seilen hängen, aber die meisten von uns greifen zu koffeinhaltigen Getränken, weil sie es schlicht und einfach so gewohnt sind. Wenn wir kein Koffein bekommen, hämmert der Kopf, sind wir schlecht drauf, fühlen uns schläfrig, mürrisch und mies.

Fahren Sie Ihren Koffeinkonsum auf ein normales Maß zurück: eine kleine Tasse Kaffee am Morgen und vielleicht eine Tasse Tee an Nachmittag – so gerät Ihre »Abhängigkeit« nicht außer Kontrolle.

Ein Übermaß an Koffein ist aus verschiedenen Gründen nicht empfehlenswert. Die Sucht kommt schleichend. Der Schritt von »leichter« Abhängigkeit bis zu dem Gefühl, »nicht ohne« sein zu können, ist nur ein kleiner. Dann verlässt man sich ganz auf die aufputschende Wirkung des Koffeins anstatt auf seine eigene natürliche Energie. An Tagen, an denen man kein Koffein zu sich nimmt, leidet man unter Symptomen, die an Entzugserscheinungen erinnern, sowie unter Stimmungsschwankungen.

Jeder Mensch hat zwar ein individuelles Koffein-Toleranzniveau, aber Tatsache ist, dass Koffein die Erholungsfähigkeit des Körpers beeinflusst. Auch wenn man nach Kaffeegenuss schlafen kann, schläft man möglicherweise nicht so tief, wie man es ohne den Espresso nach dem Abendessen täte. Wenn Sie unter Herzproblemen leiden, sollten Sie Ihren Koffeingenuss ohnehin in Grenzen halten.

Machen Sie sich klar, dass bestimmte koffeinhaltige Getränke wie ein trojanisches Pferd jede Menge Kalorien enthalten: zum Beispiel Vollmilch oder Sahne, Zucker, Schokolade, Karamell etc. Vergessen Sie nicht Frappuccinos und Moccaccinos schmecken so lecker, weil sie genau das enthalten: Zucker, Fett und jede Menge Kalorien! Ersetzen Sie diesen Mix durch einen kleinen Espresso und zeigen Sie den Kalorien die lange Nase. Die 35 Milligramm Koffein bekommen Sie auch in der kleinen italienischen Tasse.

Ihr täglicher Speiseplan

Lassen Sie uns gemeinsam durch Ihren Tag gehen und ich werde Ihnen zeigen, was Sie besser machen können, ohne am Ende auf Vielfalt oder Geschmack verzichten zu müssen.

Frühstück

Cerealien

Lassen Sie das zuckerhaltige Zeug links liegen und kaufen Sie Cerealien-Mischungen, die mindestens fünf Gramm Proteine und fünf Gramm Ballaststoffe pro Portion enthalten. Geben Sie Obst, zum Beispiel Erdbeeren oder Heidelbeeren, zu Ihrem Frühstücksmüsli. Sie mögen kein kaltes Müsli, sondern lieber etwas Warmes? Bereiten Sie sich ein fettarmes Omelett oder Rührei aus Eiweiß zu. Oder versuchen Sie doch mal die Apfel-Haferflocken-Frittata mit Zimt (das Rezept finden Sie auf Seite 122). Sie können sich auch einen Haferbrei zubereiten, unter den Sie einen Löffel Weizenproteinpulver (aus dem Reformhaus) rühren. Keiner der genannten Vorschläge trifft Ihren Geschmack? Dann machen Sie sich eine Schüssel fettreduzierten Hüttenkäse mit einer Handvoll Beeren.

Milch und Milchprodukte

Verwenden Sie für Ihre Cerealien sowie für Ihren Tee oder Kaffee keine Vollmilch oder fettarme Milch, sondern nur Magermilch (0,1 % Fett). Wer mag, verwendet Süßstoff (zum Beispiel Aspartam). Kaufen Sie naturbelassene Joghurts und mischen Sie sie mit Beeren oder essen Sie einen kleingeschnittenen Apfel mit etwas Hüttenkäse.

Brot

Vergessen Sie Ihr geliebtes Weizentoast – nur Vollkorn ist erlaubt!

Getränke

Wasser! Trinken Sie schon frühmorgens Wasser – schließlich musste Ihr Körper während der vergangenen acht Stunden ohne Wasser auskommen. Verzichten Sie auf kalorienreiche Säfte. Ihre Obstration nehmen Sie lieber in Form einer ganzen Frucht zu sich (mit Schale und/oder Kernen) – wegen der Ballaststoffe. Bereiten Sie einen Shake aus einer Handvoll Beeren und einem Löffel Weizenproteinpulver zu.

Mittagessen

Suppen und Salate

Ich bin ein großer Fan von Suppen und Salaten, denn sie enthalten nur einen geringen Anteil »schlechter« Kohlenhydrate, dafür um so mehr Gemüse und Proteine. Deshalb füllen sie Ihren Magen auf kalorienarme Weise. Bereiten Sie mal eine Bohnensuppe zu, vielleicht mit etwas magerem Fleisch. Salate können Sie mit gegrilltem Hähnchenfleisch, Thunfisch (auch aus der Dose) oder Shrimps aufpeppen; geben Sie einen Esslöffel Dressing auf Oliven- oder Sesamölbasis darüber.

Sandwiches

Vergessen Sie das typische (hoch-glykämische!) Sandwichbrot oder -brötchen! Bereiten Sie das Sandwich aus einer Scheibe Vollkornbrot zu, die Sie mit einer Scheibe Puten- oder Hähnchenbrust, mit

Thunfisch oder vegetarischem Fleischersatz belegen. Alternativ ist auch ein mit fettreduziertem Käse belegtes Vollkornbrot erlaubt. Oder probieren Sie mal das 5-Faktor-Reuben-Sandwich (das Rezept finden Sie auf Seite 130). Wie wäre es mit einem Sandwich-Wrap aus einer Vollkorn-Tortilla? Eine saftige Scheibe Tomate und ein knackiges Salatblatt liefern Vitamine und füllen den Magen zusätzlich. Toppings: Ersetzen Sie kalorienreiche Mayonnaise durch Senf, Tomatenketchup oder Barbecuesauce (wegen des hohen Zuckergehalts aber nicht mehr als einen Teelöffel).

Getränke

Trinken Sie Mineralwasser, (wenige) Diätdrinks, ungesüßten Eistee sowie ungesüße Früchte- und Kräutertees.

Snacks

Zwischendurch kommt meist der große Hunger – besonders, wenn Sie dann schon Ihr Workout absolviert haben. Anstelle sich über eine Tüte Chips herzumachen, verwöhnen Sie Ihren Körper jetzt mit etwas Gesundem. Ideale Snacks sind etwas fettreduzierter Käse und ein Apfel; ein paar Gewürzgürkchen, eine Scheibe Vollkorntoast mit fettreduziertem Frischkäse, Räucherlachs und Tomatenscheiben; ein Reisbrot mit einer Scheibe vegetarischer Salami und fettarmem Käse; geräuchertes Rindfleisch oder Pute mit einem Stück Obst.

Finger weg von so genannten Energy- oder Protein-Riegeln, denn sie bestehen typischerweise aus »billigen« Zutaten wie Glyzerinen, schlechten Fetten und kalorienreichem Maissirup.

Abendessen

Fleisch

Wählen Sie mageres, Fleisch wie Hähnchen (ohne Haut), Steak (ein kleines Stück ohne sichtbare Fetteinlagerungen oder -ränder) oder Fisch und braten Sie es in der Pfanne mit einem halben Teelöffel Oliven- oder Rapsöl. Gute Garmethoden sind auch das Grillen auf dem Holzkohle-, Elektro- oder Gasgrill sowie im Backofen oder das Garen in der Mikrowelle.

Ballaststoffreiche Kohlenhydrate mit mittlerem glykämischen Index

Verbannen Sie fettige oder hoch-glykämische Nahrungsmittel wie Kartoffeln, Nudeln und Reis von Ihrem Speiseplan! Verwenden Sie stattdessen Wildreis, Kürbis oder Gemüse wie Brokkoli, Spinat und Blumenkohl. Probieren Sie mal einen Eintopf wie den Cioppino oder HP's Big-City-Chili (die Rezepte finden Sie auf den Seiten 129 und 138).

Getränke

Am Abend dürstet es viele nach Limonade, Wein oder Bier. Sie sollten jedoch Wasser bevorzugen oder zumindest die entsprechenden Diätvarianten von Bier oder Softdrinks wählen.

Auf den folgenden Seiten stelle ich Ihnen Speisepläne vor, die Ihnen zeigen sollen, wie Sie Ihre Mahlzeiten planen können. Die vorgeschlagenen Gerichte sind einfach und in höchstens fünf Minuten zuzubereiten.

Beispiele für 5-Faktor-Speisepläne

Montag			
Mahlzeit	**Gericht**	**Proteine**	**Kohlenhydrate**
1	Apfel-Haferflocken-Frittata mit Zimt*	Eiweiß	Haferflocken, getrocknete Äpfel
2	Snack	fettarmer Hüttenkäse	Apfel
3	Hähnchen-Curry-Salat*	Hähnchenbrust, fettarmer Joghurt	eine Scheibe Vollkornbrot
4	Snack	vegetarische Salami, fettarmer Käse	Vollkornreiswaffel
5	Zitronenlachs*	Lachs	Quinoa, Beilagensalat

Dienstag			
Mahlzeit	**Gericht**	**Proteine**	**Kohlenhydrate**
1	Cerealien	Magermilch	Vollkorn-Cerealien
2	5-Faktor-Beeren-Shake*	Weizenproteine	TK-Beeren
3	HP's Big-City-Chili*	mageres Rinderhack	gemischte Bohnen, Schmortomaten
4	Snack	Räucherlachs, fettarmer Frischkäse	eine Scheibe Vollkornbrot
5	Abendessen	gegrillte Hähnchenbrust	Wildreis, Brokkoli

Die mit Sternchen* versehenen Rezepte finden Sie ab Seite 122.

Mittwoch

Mahlzeit	Gericht	Proteine	Kohlenhydrate
1	5-Faktor-Frittata*	Eiweiß, fettarmer Käse, Hähnchenbrust	Paprika
2	Apfel-Zimt-Leckerli*	fettarmer Joghurt	Apfel
3	5-Faktor-Reuben-Sandwich*	Geräucherte Putenbrust, fettarmer Käse	Sauerkraut, Vollkornbrot
4	Snack	Geräuchertes (Rind, Pute, Lachs)	ein Stück Obst
5	Asia-Wraps*	gehacktes Hähnchenbrustfilet	Shiitake-Pilze, Kopfsalat

Donnerstag

Mahlzeit	Gericht	Proteine	Kohlenhydrate
1	5-Faktor-French-Toast*	Eiweiß, Magermilch	2 Scheiben Vollkornbrot
2	Snack	fettarmer Joghurt	Pfirsich
3	Puteneintopf*	Putenbrust	Süßkartoffeln, Tomaten
4	Thai-Eierstreifen*	Eiweiß	Schalotten, Frühlingszwiebeln, rote Chili
5	Abendessen	Buntbarschfilet	Spaghetti-Kürbis, Beilagensalat

Die mit Sternchen* versehenen Rezepte finden Sie ab Seite 122.

Freitag

Mahlzeit	Gericht	Proteine	Kohlenhydrate
1	Cerealien	Magermilch	Vollkorn-Cerealien
2	5-Faktor-Beeren-Shake*	Weizenproteine	TK-Beeren
3	Chefsalat*	gekochtes Putenbrustfilet, Eiweiß, fettarmer Käse	Romana-Salat
4	Snack	fettarme Zwiebelringe mit Sauerrahm-Dip	Selleriestücke
5	»Ist das wirklich eine Pizza?«-Pizza*	vegetarische Peperoniwurst, fettarmer Käse	Vollkorn-Wrap, Tomaten

Samstag

Mahlzeit	Gericht	Proteine	Kohlenhydrate
1	Frühstücks-Burrito*	Eiweiß, vegetarischer Frühstücksspeck (Bacon), fettarmer Käse	Vollkorn-Wrap, Salsa
2	Snack	fettarmer Hüttenkäse	Pfirsich
3	mediterraner Thunfischsalat*	weißer Thunfisch, Kichererbsen	Tomaten, Salat
4	Snack	Putenbrust mit Sauerrahm-Dip	Salat, grüne Paprika
5	Abendessen	gegrillte Hähnchenbrust	Süßkartoffeln, Erbsen

Die mit Sternchen* versehenen Rezepte finden Sie ab Seite 122.

5-Faktor-Esstipps

Gehen Sie bei Ihrer Diät proaktiv und nicht reaktiv vor. Wenn Sie sich von dem verführen lassen, was Ihnen vor die Nase kommt, treffen Sie schnell falsche Entscheidungen in Sachen Ernährung. Befolgen Sie die folgenden Tipps und Sie werden automatisch die richtigen Entscheidungen treffen.

KEHRAUS

Hier ist der erste Tipp – und auch der, der wahrscheinlich am härtesten zu schlucken ist. Ich rate Ihnen dringend, Ihre Vorratsregale und Küchenschränke, Ihren Kühlschrank und Tiefkühler von all dem Ernährungsmüll zu befreien, der dort lagert. Wovon ich rede? Gezuckerte Cerealien, Weißbrot, Chips, Kekse etc. – weg damit! Ersetzen Sie sie bei Ihrem nächsten Einkauf durch gesündere Varianten. Achten Sie vor allem darauf, »echte«, frische Lebensmittel zu kaufen und keine Fertigprodukte: frisches Fleisch, frische Milchprodukte, Vollkornprodukte, frisches Obst und Gemüse. Und denken Sie daran: Sobald Sie auf einer Packung Bezeichnungen wie »gehärtete Öle« oder »Maissirup« lesen – Finger weg! Je gesündere und hochwertigere Nahrung Sie im Haus haben, desto schneller werden Ihre Pfunde dahinschmelzen.

MIT WENIGER AUSKOMMEN

Wenn Sie es gewohnt sind, große Mengen »schlechter« Kalorien zu sich zu nehmen, wird es Ihnen in den ersten Tagen sicher schwerfallen, außerhalb der fünf Mahlzeiten nicht doch heimlich zu naschen. Ihr Körper giert nach den gewohnten Kalorien. Unterdrücken Sie die Lust auf Ungesundes, Süßes und Fettes – knabbern Sie stattdessen lieber an etwas Gesundem. Lenken Sie sich mit etwas ab, das gar nichts mit Essen zu tun hat – erfahrungsgemäß vergisst man darüber die Esslust. Ein interessantes Phänomen, das meine Kunden und auch ich selbst bemerkt haben, besteht darin, dass man während der fünf Trainingstage eher einen mäßigeren Appetit hat als gesteigerten Hunger. Diese Beobachtung scheint zwar jeder Logik zu widersprechen, aber es ist tatsächlich so. Das ist teilweise psychologisch begründet: Durch die regelmäßigen Workouts sieht Ihr Körper schnell besser aus und Sie fühlen sich auch wesentlich wohler in Ihrer Haut. Dadurch entwickelt sich der natürliche Wunsch, für den eigenen Körper zu sorgen und ihm Gutes zu tun, anstatt ihn zu verunstalten und somit verzichtet man gerne auf zusätzliche Kalorien.

LANGSAM, ABER STETIG

Füllen Sie Ihren Teller nur einmal, aber mit Sorgfalt. Und denken Sie daran, auch das Auge isst mit: Achten Sie deshalb auf unterschiedliche Farben, Texturen, auf Abwechslung und Vielfalt. Essen Sie langsam und genussvoll. Nehmen Sie sich keinen Nachschlag. Das hört sich alles einfach an, ist aber manchmal schwer umzusetzen. Versuchen Sie, nicht allein zu essen, sondern mit einem Freund, einer Freundin, einem Kollegen, mit dem Sie sich unterhalten können. Bei einer angeregten Unterhaltung in netter Gesellschaft essen Sie automatisch langsamer und kleinere Mengen.

DOWNSIZING

Wenn Sie Ihre Fettzellen schrumpfen wollen, müssen Sie auch die Portionen schrumpfen, die Sie essen und trinken. Und das ist am einfachsten, wenn Sie auch Ihr Essgeschirr »schrumpfen«. »Iss deinen Teller leer« – schon von Klein an wurde uns das beigebracht, auch wenn die Portion viel zu groß war. Je größer die Schüsseln, Teller und Gläser, desto größer die Portionen, die es zu vertilgen gilt. Die Menschen früherer Generationen waren auch deshalb dünner, weil sie noch nicht derart überdimensionierte Töpfe, Gläser und Behälter kannten. So betrachtet, ist es kein Wunder, dass unsere Generation die dickste in der Geschichte der Menschheit ist. Bekämpfen Sie das Problem, indem Sie kleinere Töpfe, Gläser und Behälter kaufen – auf diese Weise werden Sie auch wieder vernünftigere Portionen zu sich nehmen. Essen Sie nichts aus großen Packungen (insbesondere nicht Chips aus Riesentüten oder Eis aus der Familienpackung), sondern richten Sie alles auf kleinen Tellern oder in kleinen Schalen an.

Wenn Sie nicht zu Hause essen, sollten Sie sich klar machen, welch riesige Portionen in vielen Restaurants serviert werden. Bestellen Sie entweder eine kleine Portion oder lassen Sie sich die Reste einpacken. Selbst in Fast-Food-Restaurants finden Sie Gerichte, die sich mit dem 5-Faktor-Programm vereinbaren lassen und die fünf Kriterien erfüllen, zum Beispiel gegrillte Hähnchenbrust, einen kleinen Salat, fettarmes Dressing und Mineralwasser.

RESTE IN DEN ABFALL, NICHT IN DEN MUND

Haben Sie schon einmal festgestellt, dass manche Menschen immer einen kleinen Rest auf ihrem Teller zurücklassen? Und dass dies meistens schlanke Menschen sind? Andere Menschen hingegen leeren ihren Teller ausnahmslos. Dieses Essverhalten hat viel mit der Erziehung zu tun, die wir seit unseren Kindertagen genießen. In vielen Familien war es streng verboten, Essensreste auf dem Teller zurückzulassen. In anderen Familien wurden diese Reste kommentarlos in den Müll geworfen. Manche Kinder werden noch heute angehalten, ihren Teller zu leeren und noch mehr zu essen – andere hingegen können selbst entscheiden, wie viel sie essen möchten. Welche Erfahrungen Sie in jungen Jahren auch gemacht haben, heute sind Sie erwachsen und können nach eigenem Willen bestimmen, was Sie tun und was Sie lassen. Machen Sie sich das klar und handeln Sie danach!

ISOLIEREN UND ÜBERWINDEN

Isolieren Sie jene Minuten des Tages, in denen Sie sich für das falsche Essen entschieden haben. Sagen Sie nicht nur »Ich werde stark sein und das nicht wiederholen«, sondern lernen Sie aus Ihren Erfahrungen und planen Sie bewusst, das nächste Mal besser zu essen. Die Zeitspannen vom späten Nachmittag bis zum Abendessen sowie kurz vor dem Zubettgehen sind die gefährlichsten des Tages, da uns erfahrungsgemäß immer dann die Esslust überfällt. Kommen Sie der Esslust zuvor, indem Sie einen 5-Faktor-Snack zu sich nehmen, zum Beispiel einen Weizenprotein-Shake mit Beeren oder ein Stück Vollkorntoast mit fettarmem Frischkäse. Es ist natürlich, dass Ihr Körper in der Wachphase alle drei bis fünf Stunden nach Nahrung verlangt. Respektieren und erfüllen Sie seine Bedürfnisse, anstatt sie zu übergehen und später in schiere Gier zu verfallen.

MIT HUNGER UMGEHEN

Mit fünf Mahlzeiten pro Tag wird normalerweise kein großer Hunger aufkommen, doch vielleicht flackert er zwischendurch trotzdem einmal kurz auf. Hunger ist ein Signal, das der Körper dem Gehirn gibt, wenn er Nahrung benötigt. Versuchen Sie nicht, gegen dieses natürliche Gefühl anzugehen, sondern befriedigen Sie es. Aber auf die richtige Weise. So genannte leere Kalorien stillen den Hunger nicht wirklich. Befriedigen Sie Ihren Hunger mit gesunden Mahlzeiten, die Sie in regelmäßigen, vernünftigen Abständen zu sich nehmen. Wenn Sie einmal so weit sind, können Sie gelegentlich – diszipliniert und maßvoll – auch einmal etwas genießen, was nicht ganz so gesund ist.

FÜLLEN SIE DIE LEERE, NICHT IHREN FETTSPEICHER

Stress, Langeweile und Frustration sind drei Gründe, die zu ungesunder Ernährung führen. Doch Kalorien sind hier kein Ausweg; echte Lösungen sind gefragt. Aktivsein – und damit meine ich auch das 5-Faktor-Workout – hilft, diese Probleme in den Griff zu bekommen. Ein Spaziergang, Malen, ja selbst das Putzen der Wohnung kann ablenken.

BITTE SETZEN SIE SICH!

Wussten Sie, dass Ihr Körper es kaum wahrnimmt, wenn Sie Kalorien im Stehen zu sich nehmen? Jetzt wissen Sie endlich, warum Sie bei Stehpartys Unmengen von Häppchen verspeisen können, ohne es überhaupt zu merken. Versuchen Sie also, Ihre Snacks und Hauptmahlzeiten im Sitzen zu sich zu nehmen. Kosten Sie nicht schon beim Kochen, während Sie am Herd stehen, sondern setzen Sie sich zum Essen an den Tisch.

Machen Sie es sich zur Gewohnheit, sich zu den fünf 5-Faktor-Mahlzeiten ungefähr immer zur gleichen Tageszeit niederzulassen. Ihr Körper wird sich schnell an dieses Muster gewöhnen und lernen, in den Zwischenphasen weniger Hunger zu entwickeln. Die Zeiten könnten wie folgt aussehen: Frühstück um 7 Uhr, Snack um 10 Uhr, Mittagessen um 13 Uhr, Snack um 16 Uhr, Abendessen um 19 Uhr.

ELTERNSPECK

Für viele Menschen bedeuten Kinder eine »Familien-vergrößerung« im wahrsten Sinne des Wortes. Ganz gleich, ob ein Kind oder mehrere – Eltern haben weniger Zeit fürs Training und bei den Mahlzeiten spielen die Kinder oft die Hauptrolle. Unter dem Strich ist damit nicht selten eine Gewichtszunahme verbunden. Hinzu kommen schlechte Gewohnheiten wie beispielsweise die Reste der Kleinen aufzuessen (selbst wenn es kleine Mengen sind – auch diese Kalorien summieren sich!). Viele Eltern geben auch den Essensvorlieben ihrer Kinder ohne großen Widerstand nach: Man bereitet ungesundes Junkfood wie Hotdogs oder Nudeln mit Käse zu oder besucht mit der Familie Fast-Food-Restaurants. Gewöhnen Sie sich diese schlechten Angewohnheiten schnell wieder ab, ernähren Sie sich nach dem 5-Faktor-Plan, nehmen Sie sich Zeit für Ihr tägliches Workout – so haben Sie viel mehr Energie für Ihre Familie und sind ein gutes Vorbild für Ihre Kinder.

DESSERT – SÜSSE VERFÜHRUNG

Wenn Sie auf die süßen Extrakalorien am Ende der Mahlzeit verzichten können – dann tun Sie es! Wenn Ihnen ein Obstsalat reicht – fein! Vergessen Sie nicht: Sonntag ist Ihr Mogeltag, an dem Sie sich ein üppiges Dessert gönnen dürfen. Aber es gibt Tage, da können manche von uns einfach nicht ohne Dessert vom Tisch aufstehen. Probieren Sie zuckerfreie, fettreduzierte Eissorten, Joghurts oder Puddings – auch wenn ich davor warne, eine allzu große Abhängigkeit von künstlichen Süßstoffen aufzubauen. Es ist viel einfacher, das Verlangen nach Zucker zu unterdrücken, wenn die Geschmacksknospen einmal zuckerentwöhnt sind.

HALTE INNE UND RIECHE DIE ROSEN

In diesem Satz steckt viel Weisheit und was er uns vor allem sagen will, ist: »Denk dran, mal eine Pause zu machen und zu atmen«. Manche Menschen hetzen den ganzen Tag umher, ohne ein einziges Mal innezuhalten und einen tiefen Atemzug zu tun. 5-Faktor-Fitness bringt Sie zu bewusstem Atmen – aber Sie müssen es auch den Rest des Tages tun.

Wenn Sie zu jenen Menschen gehören, die essen, um zu »entspannen«, werden Sie von diesem Tipp enorm profitieren. Wenn Sie während der Mahlzeit bewusst und tief atmen, fühlen Sie sich gleich viel entspannter und gelöster (dies ist übrigens auch der Effekt, der beim Rauchen eintritt, einer äußerst gesundheitsschädigenden Angewohnheit). Wenn wir Stress haben, atmen wir flach; das ist eine körperliche Adaption, die unseren Vorfahren geholfen hat zu flüchten oder den Kampf aufzunehmen. Im Büro müssen Sie weder fliehen noch kämpfen (auch wenn Sie manchmal kurz davor sind, beides zu tun), also bringt Ihnen auch die flache Atmung nichts. Durch bewusstes, tiefes Atmen vermeiden Sie in Stresssituationen eine ganze Reihe unerwünschter physiologischer Prozesse, beispielsweise die Ausschüttung von Cholesterin ins Blut. Atmen Sie lieber ein paar Mal tief durch, bevor Sie sich über die Schokokekse oder Karamellbonbons hermachen, die Sie »für den Notfall« in Ihrer Schreibtischschublade aufbewahren.

KEIN ETIKETTENSCHWINDEL

Beim Kauf von Fertigprodukten sollten Sie nicht nur die Etiketten beachten, die Ihnen sagen, welches Produkt Sie gerade in Ihren Wagen geladen haben, sondern vielmehr die Nährwertangaben unter die Lupe nehmen. Achten Sie besonders auf folgende Angaben:

→ Portionsgröße

Manche Hersteller wählen lächerlich kleine Portionsgrößen, wenn sich Kalorien-, Fett- oder Kohlenhydratangaben auf eine Portion beziehen – so erscheinen die Angaben natürlich vernachlässigenswert gering. Rechnen Sie die angegebenen Grammzahlen von Fett und Kohlenhydraten auf eine echte Portionsgröße hoch.

→ Kalorien

Rechnen Sie auch die Kalorien auf eine realistische Portionsgröße hoch. Handelt es sich um eine Tiefkühlmahlzeit, sollten es nicht mehr als 350 Kalorien sein, bei einem Snack nicht mehr als 150 Kalorien.

→ Kohlenhydrate, Proteine und Fett

Anstelle die Angaben separat zu betrachten, sollten Sie sie in Relation zueinander setzen. Dabei können Sie sich an der empfohlenen Zusammensetzung der Hauptnährstoffe orientieren. Auf diese Weise stellen Sie fest, ob die drei Hauptnährstoffe in einem ausgewogenen Verhältnis zueinander stehen, wobei die ideale Zusammensetzung der 5-Faktor-Diät einen etwas höheren Anteil an Kohlenhydraten, dafür etwas niedrigere Protein- und Fettanteile verlangt. Aber der Anteil an Kohlenhydraten

sollte nicht übermäßig sein – Lebensmittel müssen auch Proteine und Fett enthalten, um ein Sättigungsgefühl zu erzeugen.

→ Zucker, Ballaststoffe und gesättigte Fette

Suchen Sie unter den aufgelisteten Kohlenhydraten den Zuckeranteil des jeweiligen Nahrungsmittels. Wenn er über zehn Gramm liegt, dann ist das eindeutig zu viel (manche der Energieriegel, die den Stempel »gesund« tragen, enthalten mehr als 15 Gramm Zucker!). Unter den Kohlenhydraten finden Sie auch die Ballaststoffangaben – achten Sie darauf, dass alle Fertigprodukte, die Sie kaufen, Ballaststoffe enthalten. Unter den Fetten finden Sie die Angaben zu den gesättigten Fetten – Produkte, die in Ihrem Einkaufswagen landen, sollten möglichst wenig oder am besten gar keine gesättigten Fette enthalten.

→ HFCS (Maissirup) und gehärtete Öle

Wenn Sie diese Zutaten unter den Nährwertangaben finden, legen Sie das Produkt zurück ins Regal.

ERFOLGSGESCHICHTE

Kathryn Garcia, 53,
Krankenschwester

Als Kathryn mit dem 5-Faktor-Programm begann, wog sie fast hundert Kilo – obwohl sie jeden Morgen eine Stunde lief. In Folge ihres Übergewichts litt sie unter extremen Knieproblemen, die sie auch im Beruf einschränkten. Auch privat ging es ihr nicht gut – sie war gerade geschieden worden.

Kathryns erste Frage an mich bezog sich auf den Ernährungsplan. Sie hatte schon viele unterschiedliche Diäten ausprobiert und immer wieder abgebrochen, weil ihre Esslust und der Hunger stärker waren. Die Aussicht, fünf Mal am Tag essen zu dürfen und trotzdem abzunehmen, begeisterte sie. Kathryn stand voll hinter der 5-Faktor-Methode – und krempelte ihr ganzes Leben um. Ihr Gewicht sank auf unter 70 Kilo und ihr Selbstbewusstsein bekam einen solchen Aufwind, dass sie sich wieder mit Männern verabredete und ausging.

Die 5-Faktor-Rezepte

Vielleicht beschränken sich Ihre Kochkünste auf die Zubereitung von Rührei. Oder aber Sie bringen mit der gleichen Leichtigkeit eine Peking-Ente auf den Tisch. Wie auch immer – die 5-Faktor-Rezepte werden Sie überraschen. Sie sind nicht nur kinderleicht zuzubereiten, sondern tragen maßgeblich zu Ihrem Gewichtsverlust und/oder dem Aufbau reiner Muskelmasse bei.

Jedes der Gerichte entspricht einer ausgewogenen, gesunden Ernährung und erfüllt die fünf 5-Faktor-Kriterien:

1. fettarme Proteinquelle
2. ballaststoffreiche Kohlenhydrate
3. niedrig-glykämische Kohlenhydrate
4. »gute« Fette
5. zuckerfreie Getränke

Der Hauptgrund, der viele Menschen daran hindert, ihre eigenen Mahlzeiten frisch zuzubereiten, ist Zeitmangel. Die meisten können nicht eine ganze Stunde in die Zubereitung einer Mahlzeit investieren. Doch dank einiger Tricks kann es gelingen, in kürzester Zeit gesunde und leckere Mahlzeiten zuzubereiten. Mit den Rezepten auf den folgenden Seiten ist Zeitmangel keine gültige Ausrede mehr. Die meisten der Gerichte werden aus nicht mehr als fünf Zutaten zusammengestellt und erfordern eine Zubereitungszeit von nur fünf Minuten. Die Rezepte wurden so einfach wie möglich konzipiert. Falls Sie nicht gerne mit der Mikrowelle kochen, können Sie sie auch auf dem Herd zubereiten und die Garzeiten dementsprechend verlängern. Wenn Sie lieber frische getrocknete Bohnen als Dosenbohnen verwenden, dann weichen Sie sie über Nacht ein. Der Speiseplan ist flexibel kombinierbar. Außerdem möchte ich Sie dazu ermutigen, Ihre eigenen 5-Faktor-Rezepte zu entwickeln, unter www.5factorfitness.com können Sie sie mir zukommen lassen.

Vergessen Sie nicht: Für den Erfolg der 5-Faktor-Ernährung ist es unverzichtbar, täglich fünf Mahlzeiten zu sich zu nehmen, um den Stoffwechsel auf Touren zu bringen, ein ausreichendes Energielevel zu erhalten und es dem Körper zu ermöglichen, sich von den Trainingseinheiten zu regenerieren. Dies alles führt zu einem schlankeren, strafferen Körper.

Erste Mahlzeit: Frühstück

Das Frühstück ist die wichtigste Mahlzeit des Tages und sollte gleich nach dem Aufstehen eingenommen werden (ja, auch vor dem Duschen – sparen Sie sich die Dusche für hinterher auf), damit der Fettverbrennungsmechanismus Ihres Stoffwechsels möglichst schnell in Gang kommt. Vollkorn-Cerealien mit hohem Kohlenhydratanteil und niedrigem Zuckergehalt, Haferflocken mit Magermilch oder Eiweiß und eine Scheibe Vollkorntoast sind immer ein gutes Frühstück. Oder Sie probieren eines der folgenden Rezepte auf den Seiten 122 bis 125.

Frühstücks-Burrito

→ **Rapsöl**

4 Streifen vegetarischer Frühstücksspeck (Bacon)

4 Eiweiß

1 Vollkorn-Tortilla

ca. 125 g geriebener, fettreduzierter Käse

1–2 EL Salsa-Soße (Fertigprodukt)

1 Eine Pfanne dünn mit Rapsöl auspinseln. Bacon würfeln. Eiweiße und Bacon bei mittlerer Hitze in 2 Minuten garen (entweder als Rührei oder als Omelett).

2 Das gestockte Ei mit dem Bacon auf dem Tortillafladen verteilen, mit Käse bestreuen, 1–2 EL Salsa darüber träufeln. Tortilla einrollen und servieren.

Apfel-Haferflocken-Frittata mit Zimt

→ **Rapsöl**

4 Eiweiß

ca. 125 g Haferflocken

2–3 EL gewürfelte getrocknete Äpfel

1 TL gemahlener Zimt

2 EL ungesüßtes Apfelmus zum Garnieren

1 Eine flache mikrowellengeeignete Schüssel dünn mit Rapsöl auspinseln. Eiweiße mit Haferflocken, Apfelwürfeln und Zimt verrühren, in die Schüssel geben.

2 Die Schüssel mit Mikrowellenfolie bedecken, dabei einen Spalt freilassen. Das Ganze in der Mikrowelle auf hoher Stufe in 3–4 Minuten garen, bis die Eiweißmischung fest ist. Mit Apfelmus garniert servieren.

Einfaches Frühstückssandwich

→ Rapsöl

4 Eiweiß

4 Streifen vegetarischer Frühstücksspeck (Bacon)

1 Scheibe weißmehlfreies Brot oder 1 Vollkornreiswaffel

1 Tomatenscheibe

2 Scheiben fettreduzierter Käse

1 Eine flache mikrowellengeeignete Schüssel dünn mit Rapsöl auspinseln. Eiweiße in die Schüssel geben und in der Mikrowelle auf hoher Stufe in 3–4 Minuten garen, bis das Eiweiß fest ist. Den vegetarischen Bacon in einer kleinen Pfanne 2 Minuten braten (oder in einem mikrowellengeeigneten Gefäß in der Mikrowelle auf hoher Stufe in 1 Minute garen).

2 Brot oder Vollkornwaffel sowie Tomatenscheibe halbieren. Das gestockte Eiweiß vierteln, 2 Stück Eiweiß, je 2 Streifen Bacon und 1 Scheibe Käse auf jeweils eine Brot- oder Reiswaffelhälfte legen. Mit je 1/2 Tomatenscheibe garniert servieren.

Power-Porridge

→ 250 g frisches oder tiefgekühltes Obst (Beeren, Pfirsich oder Apfel)

ca. 125 g Haferflocken

1 TL gemahlener Zimt

1 TL Vanilleextrakt

ca. 750 ml Wasser

flüssiger Süßstoff

Obst zerkleinern, mit Haferflocken, Zimt und Vanille mischen und in eine mikrowellengeeignete Schüssel geben, zu drei Vierteln mit Wasser bedecken und auf hoher Stufe 1–2 Minuten in der Mikrowelle erhitzen, bis ein dicklicher Brei entsteht. Mit Süßstoff abschmecken.

5-Faktor-Frittata

→ Rapsöl

125 g Zwiebel

125 g Paprikaschote
(grün, gelb oder rot)

2 Scheiben geräucherte
Hähnchen- oder Putenbrust

4 Eiweiß

125 g geriebener, fettreduzierter
Käse (z. B. Mozzarella, Emmentaler)

1 Scheibe Vollkorntoast

1 Eine weite, flache mikrowellengeeignete Schüssel dünn mit Rapsöl auspinseln. Zwiebel abziehen, hacken. Paprika putzen, waschen, klein würfeln. Hähnchen- oder Putenbrust würfeln, mit Zwiebel, Paprika und Eiweißen vermischen.

2 Das Ganze in die Schüssel geben und mit Mikrowellenfolie bedecken, dabei einen Spalt freilassen. In der Mikrowelle auf hoher Stufe in 3–4 Minuten garen, bis das Eiweiß fest ist. Die Schüssel aus der Mikrowelle nehmen und sofort mit dem Käse bestreuen. Toast dazuservieren.

Italienisches Omelett

→ Rapsöl

1 Tomate (z. B. Eiertomate)

ca. 125 g Paprikaschote
(grün, gelb oder rot)

1/2 kleine Zucchini

4 Eiweiß

1 TL gerebeltes Basilikum

125 g geriebener,
fettreduzierter Mozzarella

1 Scheibe Vollkorntoast

1 Eine weite, flache mikrowellengeeignete Schüssel dünn mit Rapsöl auspinseln. Tomate, Paprika und Zucchini waschen und putzen. Tomate und Paprika klein würfeln, Zucchini fein raspeln. Eiweiße, Tomate, Paprika, Zucchini und Basilikum in die Schüssel geben und verrühren.

2 Mit Mikrowellenfolie bedecken, dabei einen Spalt freilassen. In der Mikrowelle auf hoher Stufe in 3–4 Minuten garen, bis das Eiweiß fest ist. Die Schüssel aus der Mikrowelle nehmen und sofort mit dem Käse bestreuen. Toast dazuservieren.

5-Faktor-French-Toast

→ 4 Eiweiß

ca. 125 ml Magermilch

1/2 TL gemahlener Zimt

1 TL Vanilleextrakt

Rapsöl

2 Scheiben weißmehlfreies Brot

nach Belieben Beeren
zum Garnieren

1 Eiweiße mit Milch, Zimt und Vanilleextrakt in einer mittelgroßen Schüssel verrühren. Eine weite, flache mikrowellengeeignete Schüssel dünn mit Rapsöl auspinseln. Die Brotscheiben in der Milch-Eiweiß-Mischung wenden, damit sie von beiden Seiten gut umhüllt sind.

2 Brote dann in die ausgefettete Mikrowellenschüssel legen und die übrige Milch-Eiweiß-Mischung darüber gießen. Die Schüssel mit Mikrowellenfolie bedecken und dabei einen Spalt freilassen. Das Ganze in der Mikrowelle auf hoher Stufe in 2–3 Minuten garen. Nach Belieben 5-Faktor-French-Toast mit Beeren garniert servieren.

5-Faktor-Rührei

→ 1/2 Tomate (z. B. Eiertomate)

125 g Zwiebel

125 g Pilze

Rapsöl

4 Eiweiß

125 g gegartes Hähnchenfleisch
oder Putenbrustfilet

nach Belieben frischer Koriander
zum Garnieren

1 Scheibe Vollkorntoast
oder 1 Vollkorn-Tortilla

1 Tomate waschen, putzen, würfeln. Zwiebel abziehen, hacken. Pilze putzen, in Scheiben schneiden. Eine weite, flache mikrowellengeeignete Schüssel dünn mit Rapsöl auspinseln. Tomate, Zwiebel, Pilze, Eiweiße und Fleisch hineingeben, verrühren.

2 Die Schüssel mit Mikrowellenfolie bedecken, dabei einen Spalt freilassen. Das Ganze in der Mikrowelle auf hoher Stufe in 3–4 Minuten garen, bis das Eiweiß fest ist. Nach Belieben mit Koriander garnieren und mit Toast oder Tortilla servieren.

Zweite Mahlzeit: Vormittags-Snack

Zwischen dem Frühstück und dem Mittagessen müssen Sie einen Snack zu sich nehmen, damit Ihr Blutzuckerspiegel nicht abfällt und Ihr Stoffwechsel auf Touren bleibt. Obst mit fettreduziertem Hüttenkäse, fettarmer naturbelassener Joghurt mit frischen Früchten oder ein schnell zubereiteter 5-Faktor-Beeren-Shake sind leckere Snacks. Hier finden Sie einige tolle Rezepte, die es sich lohnt auszuprobieren.

Ricotta mit Apfel

FÜR 1 PORTION

→ 1 Apfel
ca. 125 g fettreduzierter Ricotta oder Hüttenkäse
1/2 TL gemahlener Zimt
flüssiger Süßstoff
1–2 EL ungesüßtes Apfelmus

Apfel schälen, entkernen, fein hacken und mit Ricotta oder Hüttenkäse und Zimt vermischen. Mit Süßstoff abschmecken. Mit einem Klecks Apfelmus garniert servieren.

Apfel-Zimt-Leckerli

→ 1 Apfel
(am besten Granny Smith)

ca. 125 g fettreduzierter naturbelassener Joghurt

1 TL gemahlener Zimt

flüssiger Süßstoff

Apfel waschen, trockenreiben, entkernen und in eine kleine mikrowellengeeignete Schüssel setzen. Joghurt mit Zimt verrühren, mit Süßstoff abschmecken und über dem Apfel verteilen. In der Mikrowelle auf hoher Stufe in 4 Minuten garen.

5-Faktor-Beeren-Shake

→ 250 ml kaltes Wasser

ca. 7 EL Weizen- oder Sojaprote-
inpulver (aus dem Reformhaus)

ca. 250 g tiefgekühlte Beeren
(Erdbeeren, Himbeeren,
Heidelbeeren, Rote oder
Schwarze Johannisbeeren)

Eiswürfel

Alle Zutaten in den Mixer geben und auf höchster Stufe zu einem Shake verarbeiten.

Dritte Mahlzeit: Mittagessen

Sandwiches sind eine beliebte Mittagsmahlzeit. Bei der 5-Faktor-Ernährung dürfen Sandwiches nur mit absolut magerem Fleisch wie Putenbrustfilet oder mit fettreduziertem Käse belegt sein. Eine Tomatenscheibe liefert wichtige Vitamine. Das Brot versorgt Sie bereits mit so vielen Kohlenhydraten, dass Sie auf die übliche Pommes-Beilage verzichten müssen. Doch auch ein Salat ist ein gesundes, leckeres Mittagsgericht. Beträufeln Sie ihn lediglich mit einem Esslöffel Oliven- oder Sesamöl; verzichten Sie auf fettreiche bzw. fettreduzierte, aber dafür sehr zuckerhaltige Dressings. Essen Sie vor dem Hauptgericht ein Stück Obst wie beispielsweise einen Apfel oder eine Birne, um den glykämischen Index der Mahlzeit zu senken. Wenn Sie also Abwechslung vom Sandwich-Einerlei suchen (und ich bin sicher, dass das der Fall sein wird), schlage ich eines der folgenden, schnell zuzubereitenden Gerichte vor, die schmecken und lange satt machen.

Hähnchen-Curry-Salat

FÜR 1 PORTION

→ 250 g gegartes Hähnchenbrustfilet

1/4 Zwiebel

ca. 125 g fettreduzierter naturbelassener Joghurt

1 EL Currypulver

60 ml Wasser

1 Scheibe Vollkornbrot oder einige Blätter Romana-Salat

1 Hähnchenbrustfilet fein würfeln, Zwiebel abziehen, hacken. Beides mit Joghurt, Currypulver und Wasser in einer mikrowellengeeigneten Schüssel vermischen.

2 Die Schüssel mit Mikrowellenfolie bedecken, dabei einen Spalt freilassen. In der Mikrowelle auf hoher Stufe in 1–1,5 Minuten garen. Den Salat auf dem Brot oder auf den Salatblättern anrichten.

Thunfisch-Salat-Wraps

FÜR 1 PORTION

→ 1 Dose Thunfisch in Wasser
(Abtropfgewicht: 120 g)

ca. 60 g Tomate

ca. 60 g Stangensellerie

1 EL fettreduzierte Mayonnaise

Pfeffer

2–4 Blätter Eisbergsalat

1 Thunfisch abtropfen lassen. Tomate und Sellerie putzen, waschen, klein würfeln und mit Thunfisch und Mayonnaise in einer Schüssel vermischen. Mit Pfeffer abschmecken.

2 Thunfischmischung auf den Salatblättern verteilen und einrollen.

HP's Big-City-Chili

FÜR 4 PORTIONEN

→ 900 g Hähnchen- oder
Putenbrustfilet

Rapsöl

1 Dose gemischte Bohnen
(Abtropfgewicht: 425 ml)

1 Dose geschälte Tomaten
(Abtropfgewicht: 425 ml)

180 g pürierte Tomaten

1 EL Chili-con-Carne-Gewürz

1 Fleisch abbrausen, trocken tupfen, fein hacken und unter ständigem Rühren in einem mittelgroßen Topf bei mittlerer Hitze in sehr wenig Rapsöl andünsten.

2 Bohnen in einem Sieb abtropfen lassen und mit den geschälten und pürierten Tomaten sowie dem Gewürz zum Fleisch geben und alles gut vermischen. Das Ganze zum Kochen bringen, dann die Hitze reduzieren und das Chili 5–15 Minuten köcheln lassen.

5-Faktor-Reuben-Sandwich

FÜR 1 PORTION

→ 1 Scheibe weißmehlfreies Brot

1–2 TL fettreduziertes russisches Dressing (Fertigprodukt)

2–4 EL Sauerkraut

4–6 Scheiben geräucherte Putenbrust

1–2 Scheiben fettreduzierter Käse

Pfeffer

1 Dillgurke

Das Brot mit dem Dressing bestreichen. Sauerkraut abtropfen lassen, daraufgeben. Putenbrust und Käse darauflegen und unter dem Backofengrill 4 Minuten überbacken (oder in der Mikrowelle auf hoher Stufe 50 Sekunden erwärmen). Mit Pfeffer abschmecken und mit der Dillgurke servieren.

TIPP

Wer das russische Dressing selbst zubereiten will, mischt ca. 125 g fettreduzierte Mayonnaise oder fettreduzierten Naturjoghurt mit 2 TL Tomatenketchup und etwas geriebenem Meerrettich. Mit Piment und Schnittlauchröllchen abschmecken. Im Kühlschrank ist das Dressing etwa einen Tag haltbar.

Cajun-Bohnen mit Reis

FÜR 2 PORTIONEN

→ Rapsöl

1/2 rote Zwiebel

1 Dose rote Bohnen (Abtropfgewicht: 425 ml)

150 g vegetarische Wiener Würstchen

1 Dose Pizzatomaten (Abtropfgewicht: 425 ml)

1 EL Cajun-Gewürzmischung

ca. 250 g gegarter Vollkornreis oder Quinoa

nach Belieben frische Petersilie und frischer Koriander

1 Eine weite, flache mikrowellengeeignete Schüssel dünn mit Rapsöl auspinseln. Zwiebel abziehen, hacken. Bohnen in einem Sieb abtropfen lassen. Würstchen klein schneiden.

2 Zwiebel, Bohnen, Würstchen, Tomaten und Gewürz in die Schüssel geben und vermischen. Die Schüssel mit Mikrowellenfolie bedecken, dabei einen Spalt freilassen. In der Mikrowelle auf hoher Stufe in 4–5 Minuten garen. Reis oder Quinoa ebenfalls erwärmen und dazuservieren. Nach Belieben mit Petersilie und Koriander garnieren.

Puteneintopf

FÜR 2 PORTIONEN

→ 500 g Putenschnitzel
1 große Süßkartoffel
1 mittelgroße rote Zwiebel
Rapsöl
1 Dose Pizzatomaten,
mit italienischen Kräutern ge-
würzt (Abtropfgewicht: 425 ml)
2 TL fein gehackter Knoblauch

1 Schnitzel abbrausen, trocken tupfen, in Streifen schneiden. Süßkartoffel schälen, würfeln. Zwiebel abziehen,
in feine Ringe schneiden. Eine weite, flache mikrowellengeeignete Schüssel dünn mit Rapsöl auspinseln.
Fleisch, Süßkartoffel, Zwiebel, Tomaten und Knoblauch
in die Schüssel geben und vermischen.

2 Die Schüssel mit Mikrowellenfolie bedecken, dabei einen Spalt freilassen. In der Mikrowelle auf hoher Stufe
in 4–5 Minuten garen. Umrühren, wieder bedecken
und noch mal in die Mikrowelle geben, bis das Fleisch
gar und die Süßkartoffel zart ist.

»Ist das wirklich eine Pizza?«-Pizza

FÜR 1 PORTION

→ 1 großer Vollkorn-Wrap
3 EL fertige Tomatensauce
1 Tomate (z. B. Eiertomate)
6 Scheiben vegetarische
Peperoniwurst
ca. 125 g geriebener,
fettreduzierter Mozzarella

Backofengrill vorheizen. Wrap in eine große Pfanne
legen, die Tomatensauce daraufstreichen. Tomate waschen, putzen, in Scheiben schneiden. Tomaten- und
Wurstscheiben auf den Wrap legen, mit Mozzarella bestreuen und 2 Minuten unter den Backofengrill stellen,
bis der Käse schmilzt. Wrap in Stücke schneiden und
servieren.

Chefsalat

FÜR 1 PORTION

→ ca. 125 g geräucherte Putenbrust

2 hart gekochte Eiweiß

3–5 Blätter Romana-Salat

ca. 125 g geriebener,
fettreduzierter Käse

(z. B. Mozzarella, Emmentaler)

1–2 EL fettarmes Thousand-
Island-Dressing (Fertigprodukt)

Putenbrust klein würfeln. Eiweiße hacken. Salatblätter waschen, trocken tupfen und zerzupfen. Salat mit Putenbrust, Eiweißen und Käse mischen. Mit dem Dressing beträufeln und servieren.

Mediterraner Thunfischsalat

FÜR 1 PORTION

→ 1 Dose Thunfisch in Wasser
(Abtropfgewicht: 120 g)

1 Tomate

1/2 Dose Kichererbsen
(Abtropfgewicht: 425 ml)

1/2 Salatgurke

1–2 EL fettreduziertes
italienisches Dressing
(Fertigprodukt)

Thunfisch abtropfen lassen und zerzupfen. Tomate waschen, putzen und würfeln. Kichererbsen in einem Sieb abtropfen lassen. Gurke schälen und fein würfeln. Alle Zutaten mit dem Dressing in einer Schüssel gut vermischen und servieren.

Salat-Shrimps-Wrap

→ 125 g Shrimps (küchenfertig)

ca. 60 g Stangensellerie

ca. 60 g Wasserkastanien
(aus dem Asienladen)

2–3 EL Asia-Dressing
(Fertigprodukt)

3 große Blätter Kopfsalat

Shrimps abbrausen, trocken tupfen. Sellerie putzen, waschen und wie die Wasserkastanien würfeln. Alles in einer Schüssel mit dem Dressing vermischen. Die Shrimpsmischung auf den Salatblättern verteilen und Salatblätter einrollen.

TIPP
Wer das Dressing selbst machen möchte, verrührt 1 EL Honig mit 1 EL Sojasoße, 1 EL Reisweinessig sowie 1/2 Knoblauchzehe.

Zucchini-Tomaten-Ricotta-Tarte

→ Rapsöl

1/2 kleine Zucchini

4–5 getrocknete Tomaten

2 EL fettreduzierter Ricotta

ca. 60 ml Magermilch

4 Eiweiß

1 Eine weite, flache mikrowellengeeignete Schüssel dünn mit etwas Rapsöl auspinseln. Zucchini waschen, trocken reiben und wie die Tomaten fein hacken.

2 Zucchini und Tomaten mit Ricotta, Milch und Eiweißen in die Schüssel geben und vermischen. Die Schüssel mit Mikrowellenfolie bedecken, dabei einen Spalt freilassen. In der Mikrowelle auf hoher Stufe in 3–4 Minuten garen, bis das Eiweiß fest ist.

Vierte Mahlzeit: Nachmittags-Snack

Mit einem leckeren Nachmittags-Snack überbrücken Sie die Stunden zwischen Mittag- und Abendessen ohne Hungergefühle. Sie können die vorgeschlagenen Vormittags-Snacks auch am Nachmittag essen oder einen Rest Suppe vom Vorabend (siehe Abendessen-Rezepte ab Seite 135) aufwärmen. Untersuchungen haben gezeigt, dass Suppen zu den sättigendsten Zwischenmahlzeiten mit relativ wenig Kalorien gehören. Hier sind weitere Snack-Vorschläge:

→ Selleriestücke mit fettreduziertem Frischkäse und saurer Gurke, eingewickelt in einer Scheibe geräucherter Putenbrust

→ Vollkorntoast mit fettreduziertem Frischkäse, Räucherlachs und einer Tomatenscheibe.

→ Putenbrustscheiben, die um ein Salatblatt und grüne Paprikastreifen gewickelt sind; dazu etwas fettreduzierter Frischkäse

→ Vollkornreiswaffel mit einer Scheibe vegetarischer Salami, fettreduziertem Käse und Senf

→ Saurer Hering mit fettreduziertem Sauerrahm

→ Selleriestücke mit fettarmem Dip nach Wahl

Thai-Eierstreifen

FÜR 1 PORTION

→ 1 Schalotte
1 Frühlingszwiebel
1 kleine rote Chilischote
ca. 1 Stängel frischer Koriander
4 Eiweiß
Rapsöl

1 Die Schalotte abziehen, fein hacken. Frühlingszwiebel putzen, abbrausen und fein schneiden. Chili putzen, entkernen, abbrausen. Koriander hacken. Alles mit den Eiweißen in einer Schüssel verrühren.

2 Eine beschichtete Pfanne dünn mit Rapsöl auspinseln und bei mittlerer Temperatur erhitzen. Die Eiweißmischung hineingeben und stocken lassen, dann wenden. Auf einen Teller geben und diagonal in Streifen schneiden.

Fünfte Mahlzeit: Abendessen

Das Abendessen ist die letzte Mahlzeit des Tages und wenn Sie die vorigen vier Mahlzeiten eingenommen haben, dürften Sie noch nicht ausgehungert sein. Beachten Sie auch jetzt, dass Proteine ungefähr ein Drittel Ihrer Mahlzeit ausmachen sollten, in Form von Hähnchen- oder Putenbrustfilet, Steak – ein kleines Stück Fleisch ohne sichtbare Fetteinlagerungen oder -ränder – oder Fisch, jeweils in 1/2 TL Raps- oder Olivenöl gebraten; dazu essen Sie Gemüse (am besten in der Mikrowelle oder im Ofen dampfgegart, um möglichst viele Vitamine zu erhalten).

Auch Kohlenhydrate gehören zu einer ausgewogenen Mahlzeit, zum Beispiel 1/2 Süßkartoffel, Kürbis, 1/2 Tasse roher Wildreis, frischer oder tiefgefrorener Blumenkohl. Gemüse und Kohlenhydrate sollten ebenfalls jeweils ein Drittel der Mahlzeit ausmachen. Ergänzend schlage ich Ihnen hier weitere Rezepte vor, die in kürzester Zeit zubereitet sind.

Zitronenlachs

FÜR 1 PORTION

→ **240 g gegarter Wildreis**
100 g Lachsfilet oder anderes Fischfilet
Gewürze nach Wahl (z. B. Pfeffer, Steakgewürz o. Ä.)
1 Zitrone (unbehandelt)

1 Den Reis in einen mikrowellengeeigneten Behälter mit Deckel geben. Fischfilet abbrausen, trocken tupfen und auf den Reis betten. Fisch gut würzen, sodass eine Kruste entsteht.

2 Zitrone heiß waschen, trocken reiben. 1/2 Zitrone auspressen und den Saft über den Fisch geben. Übrige Zitronenhälfte in Scheiben schneiden und um den Fisch herum verteilen. Fisch zugedeckt auf hoher Stufe in 3–5 Minuten garen, bis er durch ist.

Asia-Wraps

FÜR 4 PORTIONEN

→ 500 g Hähnchenbrustfilet
3 Shiitake-Pilze
Rapsöl
2 TL Schnittlauchröllchen
4 Blätter Kopfsalat
ca. 2 EL Schwarze-Bohnen-Soße
(aus dem Feinkostladen)

1 Fleisch abbrausen, trocken tupfen, fein hacken. Pilze putzen, klein schneiden. Eine Pfanne dünn mit Rapsöl auspinseln. Das gehackte Fleisch unter ständigem Rühren darin hellbraun andünsten.

2 Pilze, Schnittlauch und Schwarze-Bohnen-Soße dazugeben. Die warme Hähnchenmischung in den gekühlten Salatblättern anrichten. Nach Belieben mit etwas Schwarzer-Bohnen-Soße beträufeln.

Fischeintopf

FÜR 2 PORTIONEN

→ 1 Dose Thunfisch in Wasser
(Abtropfgewicht: 120 g)
1 Dose Tomaten-Gemüsesuppe
oder Bohnensuppe (425 ml)
1 EL geriebener, fettarmer
Parmesan
nach Belieben 125 g
Tortilla-Chips
nach Belieben 1 EL scharfe Soße
(z. B. Tabascosoße)

1 Thunfisch abtropfen lassen, zerzupfen und mit der Suppe in einer mikrowellengeeigneten Schüssel mischen. Mit Mikrowellenfolie bedecken, dabei einen Spalt freilassen. Das Ganze 2–3 Minuten in der Mikrowelle auf hoher Stufe erhitzen.

2 Parmesan und nach Belieben zerbröselte Tortilla-Chips dazugeben. Wer's scharf mag, würzt alles mit Tabascosoße.

Hähnchen-Fajitas

FÜR 2 PORTIONEN

→ ca. 125 g Zwiebel

ca. 125 g Paprikaschote
(grün, gelb oder rot)

250 g Hähnchenbrustfilet

Rapsöl

Fajita-Gewürz

2 Vollkorn-Tortillas

1 Zwiebel abziehen, hacken. Paprika putzen, abbrausen und klein würfeln. Fleisch abbrausen, trocken tupfen und ebenfalls in kleine Würfel schneiden.

2 Eine Pfanne dünn mit Rapsöl auspinseln. Zwiebel darin bei mittlerer Hitze anschmoren, dann Paprika, Fleisch und Fajita-Gewürz dazugeben und weitere 3 Minuten anbraten. Fleisch und Gemüse auf den Rapsöl

Bohnensuppe mit geräucherter Putenbrust

FÜR 4 PORTIONEN

→ Rapsöl

2 Dosen weiße Bohnen
(Abtropfgewicht: à 425 ml)

1 kleiner Stängel frischer
Rosmarin

2 TL fein gehackter Knoblauch

1 l fettarme Hühnerbrühe
(Instant)

250 g geräucherte Putenbrust

1 Eine große mikrowellengeeignete Schüssel dünn mit Rapsöl auspinseln. Bohnen in einem Sieb abtropfen lassen. Rosmarinnadeln fein hacken. Alle Zutaten in die Schüssel geben.

2 Die Schüssel mit Mikrowellenfolie bedecken, dabei einen Spalt freilassen. In der Mikrowelle in 4–5 Minuten auf hoher Stufe garen, bis die Suppe heiß ist.

Cioppino

FÜR 2 PORTIONEN

→ Rapsöl

1 Dose weiße Bohnen
(Abtropfgewicht: 425 ml)

375 g tiefgekühlte Shrimps, Muscheln
oder Calamari (küchenfertig)

100 g Buntbarschfilet

1 Dose (Bio-)Tomatensuppe (425 ml)

gehacktes frisches oder gerebeltes
Basilikum

1 Eine große mikrowellengeeignete Schüssel dünn mit Rapsöl auspinseln. Bohnen in einem Sieb abtropfen lassen. Shrimps, Muscheln oder Calamari und Fischfilet abbrausen. Fischfilet würfeln.

2 Alle Zutaten in die Schüssel geben, mit Mikrowellen-folie bedecken, dabei einen Spalt freilassen. In der Mikrowelle in 4–5 Minuten auf hoher Stufe garen, umrühren und bedeckt weitererhitzen, bis die Meeres-früchte gar sind.

Thai-Linsensuppe

FÜR 4 PORTIONEN

→ Rapsöl

120 g tiefgekühlte Shrimps
(küchenfertig)

1,5 l Gemüsebrühe (Instant)

1 Dose Linsensuppe (425 ml)

3 EL grüne Thai-Currypaste

1 Dose Pizzatomaten
(Abtropfgewicht: 425 ml)

1 Eine große mikrowellengeeignete Schüssel dünn mit Rapsöl auspinseln. Shrimps abbrausen. Alle Zutaten in die Schüssel geben. Die Schüssel mit Mikrowellenfolie bedecken, dabei einen Spalt freilassen.

2 Die Suppe in der Mikrowelle in 4–5 Minuten auf hoher Stufe garen, umrühren und bedeckt weitererhitzen, bis die Meeresfrüchte gar sind.

Gebackene Bohnen (Baked Beans) mit Würstchen

FÜR 4 PORTIONEN

→ Rapsöl

2 große vegetarische Würstchen

1 Dose gebackene Bohnen
(Baked Beans) in Tomatensoße
(425 ml)

Einen mittelgroßen Topf dünn mit Rapsöl auspinseln. Die Würstchen und die Bohnen darin bei hoher Temperatur zum Kochen bringen, anschließend zugedeckt bei mittlerer Hitze 5 Minuten köcheln lassen.

Gibt's auch einen Nachtisch?

Sie können nicht auf das süße Dessert nach dem Mittag- oder Abendessen verzichten? Trotzdem: Finger weg von zucker- oder fetthaltigen Nachspeisen! Genießen Sie stattdessen eine kleine Portion eines Vormittags-Snacks. Oder Sie entscheiden sich für einen für fettarmen Ricotta, unter den Sie etwas Süßstoff und Vanille-, Mandel-, Kokos- oder Zitronenextrakt rühren. Oder Sie genießen eines der folgenden 5-Faktor-Desserts, zu, die Ihre Lust auf Süßes auf gesunde, kalorienarme Weise stillen werden. Und nicht vergessen: Mit der echten »Dessert-Bombe« warten Sie bis Sonntag – dann ist nämlich Ihr Mogeltag!

IHRE 5-FAKTOR-DESSERTS

→ Zuckerfreie Götterspeise
→ Obstsalat (Früchte mit Schale verarbeiten!)
→ Zucker- und fettreduzierter Pudding
→ Zuckerfreies Eis am Stiel
→ Eine Schüssel frische Beeren

Eiskalter Schokogenuss

FÜR 2 PORTIONEN

→ 125 ml Magermilch

ca. 1 TL dunkles,
zuckerfreies Kakaopulver

2 frische Eiweiß

flüssiger Süßstoff

Milch mit Kakao und Eiweißen im Mixer schaumig rühren, mit Süßstoff abschmecken. Die Mischung in eine kleine Schüssel geben und zugedeckt 1–2 Stunden in den Tiefkühler stellen.

Beeren-Sorbet

FÜR 1 PORTION

→ 125 g gemischte frische
oder tiefgekühlte Beeren

ca. 60 ml kaltes Wasser

1 Handvoll Eiswürfel

1 TL frisch gepresster
Zitronensaft

flüssiger Süßstoff

Frische Beeren verlesen. Beeren, Wasser, Eiswürfel und Zitronensaft im Mixer pürieren und mit Süßstoff abschmecken. Sorbet in ein Glas füllen und genießen.

Mokka-Ricotta-Creme

FÜR 1 PORTION

→ ca. 60 g fettreduzierter Ricotta

1 Tässchen Espresso

1 EL dunkles, zuckerfreies
Kakaopulver

flüssiger Süßstoff

Ricotta, Espresso und Kakao in einer Schüssel verrühren, mit Süßstoff abschmecken. Vor dem Servieren etwa 1 Stunde zugedeckt kalt stellen.

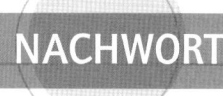

Ein paar Gedanken, die Sie
in Ihre 5-Faktor-Zukunft mitnehmen sollten

Sie wissen jetzt, dass dieses Programm absolut machbar und langfristig durchführbar ist. Sie haben auch gelesen, wie effektiv es ist. Jetzt sind Sie an der Reihe! Da das Programm wochenweise aufgebaut ist, beginnen Sie am nächsten Montag damit.

Ich verspreche Ihnen, dass Sie – im positivsten Sinn – süchtig nach den Workouts und der Art der Ernährung sein werden. Sie werden das schnelle Training, die fünf Mahlzeiten am Tag und die Vielfalt und Abwechslung des Programms lieben – und Sie werden sich fragen, warum Sie auf der Suche nach einem schlankeren, gesünderen Körper jemals mit anderen Programmen herumexperimentiert haben.

Wenn Sie sich Ihrem Traumkörper nähern, verändern Sie vielleicht bestimmte Teile des Programms. Und dies ist einer der großen Vorteile des 5-Faktor-Plans. Da dieses Programm keine mühseligen Veränderungen Ihres gesamten Lebens verlangt, können Sie es in Ihrer individuellen Form zeitlich unbeschränkt fortführen. So möchten Sie vielleicht das Workout fortsetzen und auch weiterhin fünf Mahlzeiten pro Tag zu sich nehmen, die im Prinzip den vorgestellten Kriterien entsprechen, sich aber nicht streng an die Rezepte halten. Und immer, wenn Sie eine Auffrischung brauchen, können Sie zu dem vollen Programm zurückkehren.

MENTALE EINSTIMMUNG

Um den kurzfristigen sowie den langfristigen Erfolg des 5-Faktor-Plans zu sichern, sollten Sie sich zuerst mental darauf einstimmen.

Schauen Sie nach vorne, nicht zurück: Anstatt zurückzublicken und sich schlecht zu fühlen (weil Sie zu viel zu Mittag gegessen, sich um Mitternacht noch ein Eis genehmigt, bei der Geburtstagsparty Ihres besten Freundes über die Stränge geschlagen oder in der Urlaubswoche kein Workout absolviert haben), wischen Sie alle negativen Gefühle und Selbstvorwürfe weg. Planen Sie gewissenhaft Ihre nächste 5-Faktor-Mahlzeit und bereiten Sie sich gut auf das nächste Workout vor.

Planen Sie Ihren Erfolg: Stellen Sie einen Basisplan für Ihre fünf Mahlzeiten pro Tag und Ihre fünf Workouts pro Woche auf. Ich empfehle Ihnen, montags, dienstags, donnerstags, freitags und samstags zu trainieren – wenn Sie möchten, können Sie mittwochs eine Cardio-Einheit einschieben. Sonntags haben Sie frei!

Verpflichten Sie sich: Machen Sie das 5-Faktor-Programm zu einem unverzichtbaren Bestandteil Ihrer Gesundheit und Fitness. Machen Sie es nicht nur für sich selbst, sondern für die, die Ihnen nahestehen. Seien Sie auch anderen ein Vorbild.

Bekämpfen Sie Ihr Fett mit guten Angewohnheiten: Machen Sie die Ernährung und Workouts nach dem 5-Faktor-Plan zu Ihrer guten Angewohnheit. Versuchen Sie, kein Workout auszulassen, fünf Mahlzeiten pro Tag zu sich zu nehmen, mit jeder Mahlzeit Proteine zu sich zu nehmen – und allmählich werden Ihnen gesundes Essen und Training in Fleisch und Blut übergehen. Wenn die Gefahr besteht, faul zu werden oder sich schlecht zu ernähren, werden Sie diese Gefahr mit der Zeit immer besser besiegen. Eine gesunde, aktive Lebensform wird für Sie bald das Selbstverständlichste der Welt sein.

Lernen Sie, es zu lieben: Es ist wie mit einer glücklichen Partnerschaft. Seien Sie offen für Neues wie beispielsweise das Workout und die gesunde Ernährung – auf diese Weise wird ein stabiles Band entstehen.

Und zum Schluss: Verlieren Sie Ihr Ziel nie aus den Augen. Wenn Sie im Restaurant essen, wenn Sie zu Hause Ihr Abendessen zubereiten oder wenn Sie mitten im Workout stecken: Unsere Konzentration und unser Durchhaltewille kann auf Abwege geraten, wenn man sich nicht auf das Wesentliche konzentriert und das Ziel fest vor Augen hat. Das Gleiche kann einem während des Studiums oder sogar im Gottesdienst passieren. Wählen Sie die richtigen Nahrungsmittel aus, genießen Sie die Aromen und Geschmäcker – ja, lernen Sie, diese Dinge wirklich zu schätzen! – und nehmen Sie nur maßvolle Portionen zu sich. Führen Sie die Trainingseinheiten sorgfältig durch, atmen Sie bei jeder Übung wie angegeben und legen Sie all Ihre Energie und Kraft in die allerletzte Wiederholung.

MEINE LETZTEN WORTE AN SIE

Für mich ist das Workout das Wichtigste überhaupt – es ist so wichtig, dass ich mich nicht glücklicher fühlen kann, als wenn ich im Fitnessraum bin oder ein Buch über Training und Ernährung lese. Wenn ich reise, wähle ich mein Hotel danach aus, welches das beste Fitnessstudio hat. Natürlich habe ich aber Verständnis dafür, wenn Sie meine Leidenschaft nicht teilen. Aber vielleicht interessiert es Sie zu erfahren, dass ich vor einigen Jahren sehr enttäuscht von verschiedenen Trainings- und Ernährungsprogrammen war, weil Sie entweder zu hart waren oder irgendwann nicht mehr funktionierten. Mit dem 5-Faktor-Plan habe ich endlich einen umfassenden Trainings- und Ernährungsplan gefunden, der nicht nur langfristig funktioniert, sondern auch noch Spaß macht. Fünf Jahre sind seitdem vergangen und ich liebe den 5-Faktor-Plan wie in den ersten fünf Wochen. Das ist die Wahrheit!

Und ich bin fest davon überzeugt, dass auch Sie dieses Programm lieben werden, wenn Sie und die Menschen in Ihrer Umgebung erst einmal die außergewöhnlichen Resultate erfahren haben, die nun auch für Sie in Reichweite sind.

Glückwunsch! Sie halten die effektivste Trainings- und Ernährungsanleitung in Händen, die man sich nur vorstellen kann. Stürzen Sie sich mit Begeisterung ins 5-Faktor-Programm, halten Sie es fünf Wochen durch und sehen Sie selbst. Vielleicht haben Sie in fünf Wochen noch nicht Ihren Traumkörper, aber glauben Sie mir, dass Sie auf dem besten Weg dazu sind und dass Sie nach fünf Wochen bereits deutliche Verbesserungen in Ihrer äußerlichen Erscheinung, in Ihrem Gemütszustand, in Sachen Energie, Dynamik, Koordination, Kraft und Selbstbewusstsein verbuchen werden. Erfolg zieht Erfolg nach sich – wenn Sie erst einmal angefangen haben, werden Sie all Ihre Fitnessziele (und auch andere Ziele) erreichen.

Ich freue mich darauf zu erfahren, wie Sie und viele andere mit diesem Programm ihr Leben umkrempeln. Schicken Sie mir über meine Webseite www.5factorfitness.com eine E-Mail und berichten Sie mir von Ihrem Erfolg – wie viel Sie zu Beginn des Programms gewogen haben und wie sich Ihr Körper im Laufe des Programms verändert hat. Berichten Sie mir, wie viel Sie abgenommen haben, wie viele Kleidergrößen Sie jetzt kleiner tragen, wie viel Taillenumfang Sie verloren haben und welche anderen großen Veränderungen sich in Ihrem Leben abgespielt haben. Schicken Sie mir auch Ihre eigenen 5-Faktor-Rezepte. Und ich hoffe, dass das 5-Faktor-Programm noch lange Teil Ihres Lebens sein wird.

Stichwortregister